"十四五"时期国家重点出版物出版专项规划项目

小儿疳证

中医常见及重大疑难病证专辑文献研究丛书

丛书总主编　王春艳　贾　杨

丛书总主审　张如青

主　　　编　吴　杰

主　　　审　虞坚尔　薛　征

上海科学技术出版社

图书在版编目（ＣＩＰ）数据

小儿疳证 / 吴杰主编. -- 上海 : 上海科学技术出
版社，2023.1
　（中医常见及重大疑难病证专辑文献研究丛书 / 王
春艳，贾杨总主编）
　ISBN 978-7-5478-5988-9

　Ⅰ. ①小… Ⅱ. ①吴… Ⅲ. ①疳—研究 Ⅳ.
①R272.4

中国版本图书馆CIP数据核字(2022)第212614号

　　本套丛书由上海市进一步加快中医药事业发展三年行动计划(2018—
2020)项目"中医常见病证专辑文献研究"[项目编号：ZY(2018—2020)-
CCCX-3001]资助出版。

小儿疳证

主编　吴　杰

上海世纪出版(集团)有限公司
上海科学技术出版社 出版、发行
(上海市闵行区号景路 159 弄 A 座 9F - 10F)
邮政编码 201101　　www.sstp.cn
山东韵杰文化科技有限公司印刷
开本 787×1092　1/16　印张 8.75
字数 130 千字
2023 年 1 月第 1 版　2023 年 1 月第 1 次印刷
ISBN 978 - 7 - 5478 - 5988 - 9/R·2650
定价：56.00 元

本书为"中医常见及重大疑难病证专辑文献研究丛书"中的一种，围绕小儿疳证经典古籍文献展开论述。疳证是由于喂养不当或多种疾病影响，导致脾胃受损，气液耗伤，不能濡养脏腑、经脉、筋骨、肌肤而形成的一种慢性消耗性疾病。本书包括上、下两篇，上篇为小儿疳证历代文献精粹，包括经典医论、特色方剂、外治法；下篇为小儿疳证历代名家经验，包括历代名医医论医话、历代医案。本书旨在从古籍文献中挖掘整理、系统分析历代医家诊治小儿疳证的学术和实践精华，从古籍文献中寻找理论根基和临床实践的源泉。

本书可供中医临床工作者、中医文献研究者、中医院校师生及中医爱好者参考阅读。

内容提要

中医药发展已上升为国家战略,《中华人民共和国中医药法》规定:"国家采取措施支持对中医药古籍、著名中医药专家的学术思想和诊疗经验以及民间中医药技术方法的整理、研究和利用。"《中医药事业中长期发展规划(2016—2030)》明确:"实施中医药传承工程,全面系统继承历代各家学术理论、流派及学说,全面系统继承当代名老中医药专家学术思想和临床诊疗经验,总结中医优势病种临床基本诊疗规律。"《中共中央 国务院关于促进中医药传承创新发展的意见》指出:"挖掘和传承中医药宝库中的精华精髓。加强典籍研究利用,编撰中华医藏,制定中医药典籍、技术和方药名录,建立国家中医药古籍和传统知识数字图书馆。"习近平总书记多次提到要"深入发掘中医药宝库中的精华",而中医药古籍文献正是这一宝库的真实载体和精华所在。

尤其《中医药"十四五"发展规划》还明确:"开展国家中医优势专科建设,以满足重大疑难疾病防治临床需求为导向,做优做强骨伤、肛肠、儿科、皮肤科、妇科、针灸、推拿及脾胃病、心脑血管病、肾病、肿瘤、周围血管病等中医优势专科专病,巩固扩大优势,带动特色发展。制定完善并推广实施一批中医优势病种诊疗方案和临床路径,逐步提高重大疑难疾病诊疗能力和疗效水平。"可见系统开展历代医家诊治各类疑难杂病、常见病的学术思想、临床经验、流派特色的挖掘研究和转化应用已成行业共识,必将迎来一个研究高潮,其中文献研究更是理论策源的根基,不可缺少,至关重要,将中医古今文献的挖掘研究与当代临床实践紧密结合,也必将成为未来中医药事业发展的一条重要路径。

上海市中医文献馆自1956年建馆以来从未间断对历代名医名著的临床经验挖掘研究,本丛书是在既往工作经验基础上,立足于对当代临床常见病及重大疑难病证的古籍文献的系统性、综合性挖掘研究,实乃创新之举。其目标是对历代名家关于当代临床多发病及重大疑难病证的古籍文献进行全方位、系统性归类整理和分析研究。

本丛书从整理挖掘历代中医药文献(包括从中医书籍、期刊、讲义、未刊抄本等)入手,对历代医家的医论医话、经典发微、医史研究、典型医案、临床经验等进行挖掘,对其中的学术观点、有效方剂、用药特色、辨证思维、加减化裁、特色技术、适宜技术等加以挖掘汇聚、分类整理和比较研究。各分册内容大体包括疾病概述、专病病因病机、专病辨证论治、专病特色方药、专病其他特色疗法(针法、灸法、外治法、推拿按摩、民间偏验方、食疗养生方、治未病与康复),以及专病历代名家经验(包括历代名医医论医话、历代名医经典医案)。各分册根据各自特点或增加个性化章节2~3章。

本丛书包括《喘证》《臌胀》《肿瘤》《崩漏》《胎漏胎动不安》《绝经前后诸证》《不寐》《腰痛》《胁肋痛》《青盲》《丹毒》《口疮》《湿疹》《瘾疹》《小儿疳证》《小儿惊风》等内外妇儿伤等各科疾病的16个分册,在当代中医药常见病及重大疑难病证文献研究方面具有代表性,总计300余万字,丛书及各分册主审均为相关领域的文献研究专家与临床专家,有效确保了本丛书的编撰质量。

本丛书承续上海市中医文献馆在建馆之初组织编写的《中医专病专辑》丛书及其在全国产生广泛影响的历史经验,创新编写体例,突出名医—名流—名著—名术—名方—特色方药的经验传承,突出特色诊疗技术和理论创新,与时俱进;利用现代检索等研究手段,聚焦于医家诊疗中具有特色优势的专病诊疗经验,从历代文献中挖掘整理、系统分析提炼临证精华。通过文献研究进行全方位、系统性归类整理和比较研究,从古籍文献中寻找理论根基和临床实践的源泉,力争做到古今文献深度融合、药物和非药物疗法结合、内服外用方药结合、繁简用方用药结合、名医医论医话与典型医案结合、原文和编者按有机结合、文献与临床研究相结合。

作为上海市中医药三年行动计划项目的重要成果,本丛书的研究编写始终坚持研究与传播相结合、项目建设与人才培养结合、馆内外专家结合。以成果为导向,目的是培养一批具有较高学术水平的中医临床文献研究人员和中医临床专家,突破文献馆研究资源的局限,将中医临床文献研究的主编和编委队伍向馆外优秀中医文献研究机构和各大临床机构的骨干专家拓展,通过团结合作有效提升项目的参与度,提高研究成果的质量。

文献是中医药宝库精华的重要传播载体,是挖掘宝库精华的根基所在和理论创新源泉。希望通过本丛书的出版,进一步深化与提升中医药临床文献研究的底蕴和价值,为构筑起一座沟通融合中医文献与临床之间的桥梁做出积极探索。

编　者

2022 年 8 月

一、本书辑录的文献资料截止到当代。

二、凡是有一定影响和学术价值的，或言之有理而自成一家的，对中医临证治疗有参考价值的文献资料，均依原文录入，其有雷同者则不赘录。

三、本书按照经典医论、特色方剂、外治法、历代名医医论医话、历代医案等进行分类整理。

四、古籍中唯心、迷信之说不予取录。

五、引用文献由于版本不同，难尽一致，因此，本书将主要引用书目附于书末，以备读者稽考。

六、书中所载虎骨等中药材，根据国发〔1993〕39 号、卫药发〔1993〕59 号文，属于禁用之列，均以代用品代替，书中所述虎骨等相关内容仅作为文献参考。

目
录

目
录

小·儿·疳·证

上 篇

小儿疳证历代文献精粹

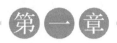

经 典 医 论

第一节 病 名 概 述

疳证是由于喂养不当或多种疾病影响，导致脾胃受损，气液耗伤，不能濡养脏腑、经脉、筋骨、肌肤而形成的一种慢性消耗性疾病，临床以形体消瘦，面色无华，毛发干枯，精神萎靡或烦躁，饮食异常，大便不调为特征。

关于"疳"字，南朝梁顾野王《玉篇》云："疳，小儿疾也。"乃"疳"字的最早记载。

"疳"之含义，自古有两种解释：其一曰"疳者甘也"，言其病因，是指小儿恣食肥甘厚腻，损伤脾胃，形成疳证。其二曰"疳者干也"，言其病机、主症，是指气液干涸、形体羸瘦。

《素问·奇病论篇》所云："此五气之溢也，名曰脾瘅。夫五味入口，藏于胃，脾为之行其精气。津液在脾，故令人口甘也，此肥美之所发也。此人必数食甘美而多肥也。肥者令人内热，甘者令人中满，故其气上溢，转为消渴。"

东汉王符《潜夫论·贵忠篇》云："婴儿常病，伤于饱也……哺乳多，则生痫病。"虽然王符所言"婴儿常病"似是指"则生痫病"，但这应该是属于当时的认识局限。事实上，"伤于饱"导致的"婴儿常病"多发为疳积之证。当时人们已认识到"婴儿常病"是因"哺乳多""伤于饱"，虽因认识的局限而尚未产生疳证学说，但为后世疳证学说的创立奠定了病因学基础。

隋代巢元方的《诸病源候论》则是首先提出疳证学说的著作。《诸病源候论·湿䘌病诸候》中有："人有嗜甘味多，而动肠胃间诸虫，致令侵食腑脏，此犹是䘌也。凡食五味之物，皆入于胃，其气随其脏腑之味而归之。脾与胃为表里，俱象土，其味甘，而甘味柔润于脾胃，脾胃润则气缓，气缓则虫动，虫动则侵食成疳䘌也。但虫因甘而动，故名之为疳也。"

唐代医家对疳证的认识多沿袭巢氏之说。孙思邈在其《备急千金要方》卷十五始论及"疳"，如："大凡痢有四种，谓冷、热、疳……疳则赤白相杂，无复节度，多睡眼涩。""凡久下一月不瘥，成疳候。"又云："凡疳湿之病，皆由暑月多食肥浓油腻，取冷眠睡之所得也。《礼》云：君子盛暑之月，薄滋味，无食肥浓煮饼。此时以不利人也，养生者宜深戒之！不尔，多患疳湿耳。"并引崔氏说："晋代之地多五疳，蚀人五脏，通见脊骨，下脓血，手足烦疼，四肢无力，夜卧烦躁不安，面失血色，肩胛疼，面及手足有浮气，或下血乃死。"《千金翼方·甘湿》云："夫甘湿之为病也，或热或寒，如病疟状，或时下痢，或痢则断，或常痢不止，无有时节，或时睡眠，有时思食，而气力渐弱，日日羸瘦，腹背挛急，头项无力，嗜卧食少。"又云："凡患湿䘌，多是热病后，或久下不止，或有客热结在腹中，或遇暑湿凉气者，多生此病。病亦有燥，不甚泄痢。而下部疮痒，不问燥湿，久则杀人。为病诊，齿无色，舌上尽白，甚者满口有疮，四肢沉重，喜眠，如此者，此为虫蚀其肛，肛烂尽，见五脏，即死矣。"

北宋钱乙在《小儿药证直诀·诸疳》中提道："疳皆脾胃病，亡津液之所作也。"疳，即疳积，为儿科惊、疬、痘、疳四大要症之一。疳病之生，总由喂养不当所致。婴幼小儿，脾胃犹弱，而父母舐犊之爱，任其恣食甘肥生冷、煎烩炙煿，以致损脾伤胃，运化不能，食滞成积，因积生虫。遂致腹痛泄利，耗津亡液，营养不足，出现面黄肌瘦、毛发焦枯、鼻干腮缩、肚腹膨胀、青筋显露等象，而成疳证。疳字的语源为"甘"。甘味属土，由恣食肥甘生冷，损伤脾胃，运化失司而生积滞，日久成疳。《小儿卫生总微论方》亦认为"凡小儿疳疾，多是下药所坏"，同时又提及："小儿食肥甘物多，因伤为积，则蕴利发热，津液内耗，亦能作疳，故甘即疳也。"由此指出："本因脾虚津耗，久则传变而成。传缓者则为慢疳，传紧者则为急疳。"《太平圣惠方》卷第八十六言："夫小儿急疳者，由乳食不调、甘肥过度之所致也。甘味入于脾而动于虫，但虫因甘而动，伤于脏腑。若上蚀齿断则生疮出血，齿色紫黑，下蚀胸胃，则下痢无恒，肛门开张，生疮赤烂，皮焦毛立，乳食不消，肌体羸瘦，若不早疗，便至膏肓，故曰急疳也。"

南宋初刘昉《幼幼新书·病证》篇提出"七疳"说，云："眼青揉痒是肝疳。""齿焦是骨疳。""肉白鼻中干是肺疳。""皮干肉裂是筋疳。""发焦黄是血疳。""舌上生疮是心疳。""爱吃泥土是脾疳。"并引《诸病源候论·小儿无辜病候》云："小儿面黄发直，时壮热，饮食不生肌肤，积经日月，遂致死者，谓之无辜。"南宋嘉定年间由太医局刊刻的《小儿卫生总微论方·五疳论》认为"五疳"可取,篇首云:"小儿疳病,诸论最杂,唯五疳之说为当。其证候外则传变不同,内则悉属五脏。"

元代医家曾世荣在《活幼心书》中承两宋之"五疳"说,云:"小儿疳证其名有五,心、肝、脾、肺、肾是也。"《活幼心书·疳证》云:"咬牙舒舌,舌上生疮,爱饮冷水,唇红面赤,喜伏眠于地,名曰心疳;目生眵粪,发际左脸多青,或白睛微黄,泻痢夹水,或如苔色,名曰肝疳;爱吃泥土冷物,饮无度,身面俱黄,发稀作穗,头大项小,腹胀脚弱,间或酿泻,肌瘦目慢,昼凉夜热,不思乳食,名曰脾疳;鼻下赤烂,手足枯细,口有腥气,或作喘嗽,右腮㿠白,名曰肺疳;两耳外生疮,脚如鹤膝,头缝不合,或未能行,牙齿生迟,其缝臭烂,传作走马疳之类,名曰肾疳。"

明代王銮《幼科类萃·诸疳门》载丹溪之言曰:"小儿脏腑娇嫩,饱则易伤,乳哺饮食一或失常,不为疳者鲜矣。皆因饮食不调、甘肥无节而作也。或婴幼阙乳,粥饭太早,耗伤形气,则疳之根生,延及岁月,五疳病成。"又引钱乙言曰:"疳皆脾胃耗伤亡津液之所作也。"而本卷之"论五疳"则引元代曾世荣《活幼心书》之论"五疳"语,以"五疳"立言,而弃其他疳证学说。

明代万全在《万氏家藏育婴秘诀·诸疳》载其言曰:"气衰血弱则脾胃伤,则水谷少矣,疳之生于脾胃也,明矣。盖小儿脏腑娇嫩,饱则易伤乳食,一有失常不成疳者鲜矣。疳皆因饮食不调,肥甘无节而然。或婴儿缺乳,粥饭太早,或二三岁后,谷肉菜果恣其欲,则脾已伤,因而太饱,停滞中焦,食久成积,积久成疳,或因取积,转下太过,耗散胃气,或转下之后,又伤食,一伤一取,重亡津液,疳之病起于积者也。或因大病之后,吐泻疟痢,乳食减少,脾胃失养,气血益虚,此疳之生于大病之后者也。""疳之病起于积者也",是"疳者甘也"的进一步发挥。

王肯堂《证治准绳·幼科》认为疳证"盖其病因肥甘所致,故命名为疳"。云:"若夫褓襁中之乳子,与四五岁之孩提,乳哺未息,中气未全,而谷气尚未充也,父母不能调将,唯务姑息,舐犊之爱,遂令恣食肥甘,与夫瓜果生冷,及一切烹饪调和之味,朝飧暮啖,渐成积滞胶固,以致身热体瘦,面色痿黄,或肚大青筋,虫痛泻利,而诸疳之证作矣。"

王大纶《婴童类萃·五疳论》云:"疳证有五,其原有别,皆由饮食不调,肥甘过节之所致也。""所谓五疳者,外则传变不同,内则关于五脏。"曰:"大人痨证,起于房劳,肾经受病者多;小儿疳证,皆由饮食所伤,脾胃受病者多。脾胃虚损,津液消亡,病久相传,五脏皆损也。大人痨疾,骨削而气耗;小儿疳疾,腹鼓而神羸。"

张景岳在《景岳全书·小儿则》云:"按杨氏云,疳者,干也,在小儿为五疳,在大人为五劳。既云为干,又云为劳,岂非精血败竭之证乎?察前诸法,俱从热治,多用清凉,虽此证真热固多,而元气既败,则假热者尤多也。即前所用,亦有地黄丸、异功散、益黄散、益气汤之类,恐此数方有不足以尽之。其或血气俱损,有非大补不可者;阴虚假热,脾败肾亏,又有非温补不可者。贵在临证酌宜,仍当以虚损治劳之法参用,庶得尽善。"

清代医家沈金鳌《幼科释谜》中云:"曰唯小儿,脏腑娇脆,饱固易伤,饥亦为害,热则熏蒸,冷则凝滞。故疳之来,必有伊始。或幼阙乳,耗伤形气,此疳之根,积渐生蒂。或两三岁,乳食无制,此疳由脾,过饱反瘁。或喜生冷,甘肥黏腻,此疳由积,肠胃气闭。或母自养,一切无忌,喜怒淫劳,即与乳吮,此疳由母,传气为戾。或因病余,妄行转泄,胃枯液亡,虚热渐炽,此疳由医,冒昧错治。大抵疳病,缘此等弊。"

吴鞠通在其《温病条辨·解儿难》云:"疳者,干也,人所共知。不知干生于湿,湿生于土虚,土虚生于饮食不节,饮食不节,生于儿之父母爱其子,唯恐其儿之饥渴也。"

先天禀赋不足,或早产、多胎,或孕期久病、药物损伤胎元,致元气虚惫;或乳食无度,过食肥甘,妄投滋补之品,致食积内停,积久成疳,即"积为疳之母";或久病吐泻,反复外感,罹患时行热病,肺痨诸虫而失于调制或误用攻伐,致脾胃受损,津液耗伤,气血虚损,肌肉消灼,形体羸瘦,而成疳证。

当代中医学临床上根据病程长短、病情轻重、虚实,可将疳证分为疳气、疳积、干疳三种证候。初起形体略瘦,面黄发疏,食欲欠佳,大便不调,精神如常者,谓之疳气,属脾胃失和,病情轻浅之虚证轻证;病情进展,见形体明显消瘦,面色萎黄,毛发稀疏结穗,脘腹膨胀,烦躁多啼,夜卧不宁,揉眉挖眼,善食易饥或嗜食异物者,称为疳积,属脾虚夹积,病情较重之虚实夹杂证;若病程久延失治,而见形体极度消瘦,皮肤干瘪起皱,面色萎黄或苍白,杳不思食,头大项细,毛发干枯,腹凹如舟,精神萎靡者,大便稀溏或便秘者,谓之干疳,属脾胃衰败,津液消亡之虚证、重证。

临证之时,以健运脾胃为主,通过调理脾胃,助其纳化,以达气血丰盈、津液充盛、脏腑肌肤得养之目的。根据疳气、疳积、干疳的不同阶段,而采取不同的治法。疳气以和为主;疳积以消为主,或消补兼施;干疳以补为要。注意补脾须佐助运,使补不碍滞;消积勿过用攻伐,以免伤正。出现兼证者,应按脾胃本病与他脏兼证合参而随症治之,以平为期。此外,合理补充营养,纠正不良饮食习惯,并配合其他疗法,对本病治疗也十分重要。[《中医儿科学·疳证(新世纪第四版)》《儿科心鉴·疳证学说的源流与学术争鸣》]

第二节 病因病机

(一)禀赋不足,喂养不当

夫小儿托质胞胎,成形气血,诞生之后,骨肉轻软,肠胃细微,哺乳须是合宜,脏腑自然调适。若乳母寒温失理,动止乖违,饮食无恒,甘肥过度,喜怒气乱,醉饱伤劳。便即乳儿,致成疳也。又,小儿百日以后,五岁以前,乳食渐多,不择生冷,好食肥腻,恣食甘酸,脏腑不和,并生疳气。(《太平圣惠方·小儿五疳论》)

小儿脏腑娇嫩,饱则易伤,乳哺饮食,一或失常,不为疳者鲜矣。疳皆乳食不调,甘肥无节而作也。或婴幼阙乳,粥饭太早,耗伤形气,则疳之根生。或三两晬后,乳食稍多,过饱无度,则疳因积成。或乳母寒喧失理,饮食乖常,喜怒房劳,即与儿乳,则疳因母患传气而入。此非病家不能调适之过乎?(《仁斋小儿方论·疳》)

若夫襁褓中之乳子,与四五岁之孩提,乳哺未息,胃气未全,而谷气尚未充也。父母不能调摄,惟务姑息,舐犊之爱,遂令恣食肥甘,与夫瓜果生冷,及一切烹饪调和之味,朝餐暮食,渐成积滞胶固,以致身热体瘦,面色痿黄,或肚大青筋,虫痛泻利,而诸疳之证作矣。(《医学正传》卷之八)

钱仲阳曰:小儿诸疳,皆因病后脾胃亏损,或用药过伤,不能传化乳食,内亡津液,虚火妄动,或乳母六淫七情,饮食起居失宜,致儿为患。(《景岳全书》卷之四十一)

疳者,干而瘦也。由小儿禀赋气血虚弱,脏腑柔脆,或乳食过饱,或肥甘

无节,停滞中脘,传化迟滞,肠胃渐伤,则生积热,热盛成疳,则消耗气血,煎灼津液。(《厘正按摩要术》卷四)

(二)饮食失制,积久成疳

夫小儿急疳者,由乳食不调,甘肥过度之所致也。凡甘味入于脾而动于虫,因甘而伤于脏腑。(《普济方》卷三百八十一)

《惠眼观证》:疳病形候,本因餐瓜果油腻,恣食甘甜黏滑之物,故生疳气。(《幼幼新书·卷第二十四》)

大抵疳之为病,皆因过餐饮食于脾家,一脏有积不治,传之余脏而成五疳之疾。若脾家病去,则余脏皆安。苟其失治,日久必有传变。(《活幼心书》卷中)

杨氏云:由乳食不节,脾胃受伤所致也,或乳母恣食生冷肥腻,或乳儿过伤,或饭后与乳致吐,或乳多眠久则变为乳癖,腹胁结块,亦为奶疳。(《证治准绳·幼科》)

又因多食生冷,甘黏肥腻,积滞中脘不化,久亦成疳。(《证治准绳·幼科》)

或问曰:小儿因何而有疳疾也? 对曰:疳之为病,多因过餐硬食而伤脾,成积而不治,传之余脏,而成五疳之疾。(《小儿诸证补遗·小儿疳证》)

小儿之疾,如痘疹、丹瘤、脐风、变蒸、斑黄、虫疥、解颅、五软之类,皆胎疾也。如吐泻、疟、痢、肿胀、痞积、疳劳之类,皆伤食之疾也。(《育婴家秘·鞠养以慎其疾》)

大人为劳小儿疳,乳食伤脾是病原,甘肥失节生积热,气血津液被熬煎。初患尿泔午潮热,日久青筋肚大坚,面色青黄肌肉瘦,皮毛憔悴眼睛眴。(《医宗金鉴·幼科心法要诀》)

因论病源系乳食过饱,肥甘无节,停滞中脘,传化迟滞,肠胃渐伤,则生积热,热盛成疳,则消耗气血,煎灼津液。(《医林改错·通窍活血汤所治症目》)

大抵疳之为病,皆因过餐饮食,停滞肠胃,脾气虚弱,不能运化积癥,津液内竭,而疳症所由作也。(《大医马氏小儿脉珍科·疳证论治》)

(三)饮食不洁,感染诸虫

蛔疳者,由小儿多食甜物油腻生冷,在其肠胃不消,因此化成虫也。(《太

平圣惠方·卷第八十七》)

有毒虫如毫末遗于衣上,入肌肤毛孔中,致寒热不常,作疾状类疳。若褓褓婴儿不慎于衣服或洗或浴,夜张于檐楹,则致虫毒而作是疾。(《幼幼新书》卷第二十四)

夫疳者,由平日饮食甘味多而动肠胃……则其气因之蒸而虫动,虫动则侵蚀成疳也,但虫因甘而动,故名之为疳也。(《普济方》卷二百十三)

(四)疾病日久,转化成疳

疳者,脾胃病亡津液之所作也。因大病或吐泻后,以药吐下,致脾胃虚弱亡津液。且小儿病疳,皆愚医之所坏病。假如潮热,是一脏虚,一脏实,而内发虚热也。法当补母而泻本脏,则愈。假令日中潮热,是心虚热也。肝为心母,宜先补肝,肝实而后泻心,心得母气则内平,而潮热愈也。医见潮热,妄谓其实,而以大黄、牙硝辈诸冷药利之,利既多矣,不能禁约,而津液内亡,即成疳也。(《小儿药证直诀》卷上)

又有病伤寒五六日间,有下证,以冷药下之太过,致脾胃虚而津液少,即便引饮不止而生热也,热气内耗,肌肉外消,他邪相干,证变诸端,亦成疳病。又有吐泻久病,或医妄下之,其虚益甚,津液烦躁,亦能成疳也。(《小儿药证直诀》卷二)

小儿病癖,由乳食不消,伏在腹中,乍凉乍热,饮水不止,或喘而嗽,与潮热相类,若不早治,必成劳疳,以其有癖症,则令儿不食,致脾胃虚而发热,故引饮也,饮多,即荡涤脾胃,亡失津液,不能传化水谷,其脉沉细,益不能饮食,致脾胃虚衰,四肢不举,诸邪遂生,赢瘦而成疳矣。(《小儿药证直诀》卷上)

一切于诸病误行转下,致脾胃虚弱,津液内耗,皆能成疳。(《小儿卫生总微论方》卷十二)

凡小儿疳疾,多是下药所坏……一切于诸病误行转下,致脾胃虚弱,津液内耗,皆能成疳。(《小儿卫生总微论方》卷十二)

小儿疳者,因脾脏虚损,津液消亡。病久相传,至五脏皆损也。大人痨疾,骨削而气耗,小儿疳疾,腹朘而神赢,以其病之始也,其脏之传受不同故也。至于传久,五脏皆损则一也。(《小儿卫生总微论方》卷十二)

疳皆脾胃受病,内无津液而作也。有因吐泻之后,妄施吐下,津液虚竭得之者：有因潮热大下，利无禁约，胃中焦燥得之者，有因伤寒里证，冷驶太过，渴引水浆，变而生热，热气未散，复于他邪得之者；又有病癖寒热，胁下痛硬，或者不能渐与消磨，遂以硇、巴峻决，津液暴伤得之者。此非医家轻药坏病之过乎？（《证治准绳·幼科》）

疳者，小儿病癖或久吐泻，医者妄投转过之药，小儿易为虚实，致令胃虚而亡津液，内发虚热，外消肌肉，一脏虚则诸脏皆弱，其病目胞肿，腹胀，痢色无常，渐加瘦瘠，久不瘥可，是肠胃有风积。（《证治准绳·幼科》）

疳之受病，皆虚所致，即热者，亦虚中之热，寒者，亦虚中之寒，积者，亦虚中之积。（《冯氏锦囊秘录·杂症大小合参》）

疳者，干而瘦也。此由寒热失理，饮食不节，或因吐久、泻久、痢久、疟久、热久、汗久、咳久、疮久，以致脾胃亏损，亡失津液而成也。（《幼科汇诀直解》卷之二）

（五）综论

夫小儿疳疾者，其状多端，虽轻重有殊，形证各异，而细穷根本，主疗皆同，由乳哺乖宜，寒温失节，脏腑受病，气血不荣，故成疳也。（《太平圣惠方·治小儿一切疳诸方》）

《圣惠》：夫小儿疳疾者，其状多端，虽轻重有殊，形证各异，而细穷根本，主疗皆同。由乳哺乖宜，寒温失节，脏腑受病，血气不荣，致成疳也。（《幼幼新书》卷第二十四）

张涣论：小儿百晬以后，形骨轻软，肠胃细微，乳哺须是合宜，脏腑自然调适。若乳母寒温失理，动止乖违，饮食无节，甘肥过度，喜怒气乱，醉饱伤劳便即乳儿，定成疳病。又周晬以后，五岁以前，食物渐多，不择生冷，恣食肥腻甘酸，并生疳气。（《幼幼新书》卷第二十四）

丹溪曰：小儿脏腑娇嫩，饱则易伤。乳哺、饮食，一或失常，不为疳者鲜矣。皆因饮食不调，肥甘无节而作也。或婴幼乳缺，粥饭太早，耗伤形气，则疳之根延及岁月，五疳病成。钱氏曰：疳皆脾胃耗伤，亡津液之所作也。故小儿脏腑柔脆，有疾不可痛击，大下必亡津液。凡有可下，置量大小、虚实而下之，则不致为疳也。但见目涩或生白膜，唇赤身黄，喜冷地，爱食泥土，泻痢无常，肚腹胀满，耳鼻生疮，头发作穗，脚弱项小，极瘦，饮水，甚至丁奚哺露，

有曰无辜,至于疳证,皆其候。(《古今医统大全》卷之八十九)

夫小儿脏腑嫩娇,肠胃脆弱,易伤饮食,一或失调,不为疳者鲜矣。盖饮食恣情,甘肥无度,致伤脾胃,脾胃一虚,则饮食不能运化,食不能化,则腹满泄利,生热、生积、生痰。所以肌肉日削,气血日消,元气日损,骨热烦蒸;或幼小缺乳,粥饮太早,耗伤形气。此二者,疳之所肇端也,延及岁月,多致不救。(《明医指掌》卷十)

五疳由积虚而成,疳者,干也,瘦瘁少血也。五疳病关五脏。二十岁以下曰疳,二十岁以上曰痨。始有乳食太过;或乳母喜怒房劳后,即与儿乳;或饭粥肉食太早,肥甘不节而成。间有伤寒病后,久吐久泻久渴,痞积疹痘杂证,妄施吐下,内亡津液而成者。要皆脾胃虚弱,血气枯滞,生积生热生痰,乘脏气之虚,传入为疳。间有热者,亦虚热耳。(《医学入门·外集》)

小儿脏腑娇嫩,饱则易伤,乳哺饮食,一或失常,不为疳者鲜矣。疳皆乳食不调,甘肥无节而作也,或婴幼阙乳,粥饭太早,耗伤形气,则疳之根生。或三两晬后,乳食稍多,过饱无度,则疳以伤得。或恣食甘肥黏腻,生冷咸醋,以滞中脘,则疳因积成。或乳母寒暄失理,饮食乖常,喜怒房劳,即与儿乳,则疳因母患传气而入,此非病家不能调适之过乎。疳皆脾胃受病,内无津液而作也,有因吐泻之后,妄施吐下,津液虚竭得之者。有因潮热、大下利无禁约,胃中焦燥得之者。有因伤寒里证,冷駃太过,渴引水浆,变而生热,热气未散,复于他邪得之者。又有病癖寒热,胁下痛硬,或者不能渐与消磨,遽以硇、巴峻决,津液暴伤得之者,此非医家轻药坏病之过乎。(《证治准绳·幼科》)

钱仲阳曰:小儿诸疳,皆因病后脾胃亏损,或用药过伤,不能传化乳食,内亡津液,虚火妄动,或乳母六淫七情,饮食起居失宜,致儿为患。凡疳在内者,目肿腹胀,泻痢青白,体渐瘦弱;疳在外者,鼻下赤烂,频揉鼻耳,或肢体生疮。大抵其证虽多,要不出于五脏,而五脏之疳不同,当各分辨治之。(《景岳全书》卷之四十一)

薛氏曰:按疳证或以哺食太早,或嗜食甘肥,或服峻厉之药,重亡津液,虚火炽盛,或因禀赋,或乳母厚味七情致之,各当调治其内。(《景岳全书》卷之四十一)

凡病疳而形不魁者,气衰也,色不华者,血弱也。气虚血弱,脾胃必早伤之矣。为究病因,或因幼少乳食,食物太早,耗伤真气;或因肥甘肆进,饮食过殇,积滞日久;或因乳母寒热不调;或因喜怒房劳之后,乳哺而致;或因治积取积过伤;或因大病之后,吐泻疟痢,乳减少,脾胃失养。搜其所因,差等不一,要总因于一虚。(《金匮启钥·幼科》)

第三节　临　床　表　现

又云:五疳,一是白疳,令人皮肤枯燥,面失颜色;二是赤疳,内食人五脏,令人头发焦枯;三是蛲疳,食人脊膂,游行五脏,体重浮肿;四是疳蟨,食人下部,疼痒,腰脊挛急,五是黑疳,食人五脏,多下黑血,数日即死。凡五疳,白者轻,赤者次,蛲疳又次之,疳蟨又次之,黑者最重。

又云:面青颊赤,眼无精光,唇口燥,腹胀有块,日日瘦损者是疳。食人五脏,至死不觉。

又云:五疳缓者,则变成五蒸。五蒸者,一曰骨蒸,二曰脉蒸,三曰皮蒸,四曰肉蒸,五曰血蒸。其根源初发,形候虽异,至于蒸成,为病大体略同,皆令人腰疼心满,虚乏无力,日渐羸瘦,或寒热无常,或手足烦热,或逆冷,或利,或涩,或汗也。(《诸病源候论》卷之十八)

夫小儿干疳者,由乳食不调,心脾积热之所致也。其候身体壮热,或则憎寒,舌涩口干,睡多盗汗,皮肤枯燥,发竖毛焦,乳食虽多,肌肉消瘦,四肢无力,好睡昏昏,日往月来转加尪瘁,故号干疳也。(《太平圣惠方·治小儿干疳诸方》)

曾氏曰:小儿疳证有五,心、肝、脾、肺、肾是也。冷热者,初病尚肥,为热疳;久病渐瘦,为冷疳。心疳者,咬牙舒舌,舌上生疮,爱饮凉水,唇红面赤,喜卧地上是也。肝疳者,目多眵泪,在脸多青,或目睛微黄,泄泻清水如苔色是也。脾疳者,爱吃泥土冷物,饮食无度,身面俱黄,发稀作穗,头大项小,腹胀脚软,间或酿泻肌瘦,夜热,不思乳食是也。肺疳者,鼻下黑烂,口有腥气,或作喘嗽,右腮光白是也。肾疳者,两耳内外生疮,脚如鹤膝,头缝不合,或不能行,牙齿生迟,其缝臭烂,传为走马牙疳之类是也。热疳多在外鼻下臭烂,头上有疮绕耳,不结痂是也。冷疳多在内,目肿,腹胀,痢色无常,或泻清沫,削瘦是也。(《古今医统大全》卷之八十九)

大抵小儿所患疳证,泄泻无时,不作风候者何?惟疳泻名热泻,其脏腑转动有限,所以不成风候,虽泻不风,亦转他证,作渴虚热,烦躁下痢,肿满喘急,皆疳候虚证,古云疳虚用补虚,是知疳之为疾,不可更利动脏腑。发作之初名曰疳气,腹大胀急名曰疳虚,泻痢频并名曰疳积,五心虚烦名曰疳热。毛焦发穗,肚大青筋,好吃异物,名曰疳极(受病传脏已极)。热发往来,形体枯槁,面无神采,无血色,名曰疳劳。(《证治准绳·幼科》)

小儿疳积,黄瘦骨立,头上疮痂,发如麦穗。(《幼幼集成》卷三)

疳候不一,鼻疮,目翳,唇艳,面黄,或唇下生疮,流汁不愈,身瘦皮干作疥,喜卧冷地,好食泥土,下利青白,腹满发逆,头大项细,皆是也。(《脉义简摩》卷八)

第四节　辨 证 论 治

疳在内,目肿,腹胀,利色无常,或沫青白,渐瘦弱,此冷证也。疳在外,鼻下赤烂、目燥、鼻头上有疮不著痂、渐绕耳生疮。治鼻疳烂,兰香散;诸疮,白粉散主之。肝疳,白膜遮睛,当补肝,地黄丸主之。心疳,面黄颊赤、身壮热,当补心,安神丸主之。脾疳,体黄腹大、食泥土,当补脾,益黄散主之。肾疳,极瘦、身有疮疥,当补肾,地黄丸主之。筋疳,泻血而瘦,当补肝,地黄丸主之。肺疳,气喘、口鼻生疮,当补脾肺,益黄散主之。骨疳,喜卧冷地,当补肾,地黄丸主之。诸疳,皆依本脏补其母及与治疳药,冷则木香丸,热则胡黄连丸主之。(《小儿药证直诀》卷上)

大抵疳病当辨冷热肥瘦,其初病者为肥热疳,久病者为瘦冷疳,冷者木香丸,热者胡黄连丸主之,冷热之疳,尤宜如圣丸。故小儿脏腑柔弱,不可痛击,大下必亡津液而成疳。凡有可下,量大小虚实而下之,则不至为疳也。初病津液少者,当生胃中津液,白术散主之,惟多则妙。(《小儿药证直诀》卷上)

或曰:走马牙疳因何所致也?对曰:此证多因气虚受寒,及有宿滞留而不去,积湿成热,虚热之气上蒸,或吃甘酸咸腻之物,脾虽喜甘,积滞日久,蕴热上熏于口,致齿焦黑烂,时出清血,血聚成脓,脓臭生虫,侵蚀口齿,甚致腮颊穿破,乳食不便,气喘发热,名曰走马牙疳。

或曰：治当何如？对曰：先用温盐水灌嗽，或软鸡翎蘸盐水拂洗，拭干，密陀僧、轻粉、麝香末细敷上。经久不愈，传染唇之上下，即成崩砂证，令穴发满腮，齿落骨露，乳食渐减，气促痰鸣，危笃难救。（《小儿诸证补遗·小儿疳证》）

凡疳气胀、疳积胀、气积胀、小儿患疳证候，皆由虚所传积。乃为积，既已作。虚气传授，遂成疳疾。其名数种皆由渐所致，不可更与通利，尤如重候，即宜和益，消疳调气。若尚有虚积，便白后重，当兼塌气以去之，先与服神功保童丸，以至泄气。若为快，既泄虚气即散，不伤其气，功效至良。应患疳积，便利无度，大有功效。锁肚胀急，此一证候。皆在胞胎中无病，只由初生七日内。有患触受而成，急如水火，其作延久，渐见加重，以致肚上青筋，撮口不乳，其候甚速，名胀急。其儿感触邪气，入腹冲心，不能自化，遂变风候，及至成风，不可更投疳药。虽然锁肚撮口、不乳，其色未变，精神未乱者，速用下药，以通为度，才通便安，宜服真珠天麻丸。（《普济方》卷三百九十一）

疳者，干也，因脾胃津液干涸而患，在小儿为五疳，在大人为五劳，总以调补胃气为主。（《证治准绳·幼科》）

取积之法，又当权衡，积者，疳之母，由积而虚，谓之疳极，诸有积者，无不肚热脚冷，须酌量虚实而取之，若积而虚甚，则先与扶胃，使胃气内充，然后为之微利，若积胜乎虚，则先与利导，才得一泄，急以和胃之剂为之扶虚，然取积虽当疏利，如白豆蔻、萝卜子、缩砂、蓬术、消积等辈，亦不可无。

治疳之法，量候轻重，理其脏腑，和其中脘，顺其三焦，使胃气温而纳食，益脾元壮以消化，则脏腑自然调贴，令气脉与血脉相参，壮筋力与骨力俱健，神清气爽，疳消虫化，渐次安愈。若以药攻之五脏，疏却肠胃，下去积毒，取出虫子，虽曰医疗，即非治法，盖小儿脏腑虚则生虫，虚则积滞，虚则疳羸，虚则胀满，何更利下，若更转动肠胃致虚，由虚成疳，疳虚证候，乃作无辜，无辜之孩，难救矣。（《证治准绳·幼科》）

疳者，干也，在小儿为五疳，在大人为五劳。然既云为干，又云为劳，岂非精血败竭之证乎？察前诸法，俱从热治，多用清凉，虽此证真热者固多，而元气既败，则假热者尤多也。即前所用，亦有地黄丸、异功散、益黄散、益气汤之类，恐此数方有不足以尽之。其或血气俱损，有非大补不可者；阴虚假热，脾败肾亏，又有非温补不可者。贵在临证酌宜，仍当以虚损治劳之法参用，庶得

尽善。(《景岳全书》卷之四十一)

疏补中焦，第一妙法；升降胃气，第二妙法；升陷下之脾阳，第三妙法；甘淡养胃，第四妙法；调和营卫，第五妙法；食后击鼓，以鼓动脾阳，第六妙法；《难经》谓伤其脾胃者，调其饮食，第七妙法；如果生有疳虫，再少用苦寒酸辛，如芦荟、胡黄连、乌梅、使君、川椒之类，此第八妙法，若见疳即与苦寒杀虫便误矣；考洁古、东垣，每用丸药缓运脾阳，缓宣胃气，盖有取乎渣质有形，与汤药异歧，亦第九妙法也。(《温病条辨·解儿难·疳疾论》)

一切久热消渴疳证，形体黑瘦，毛发焦枯，由阴亏血弱，虚热所为。误用灯火，愈增其病，慎之。(《金匮启钥·幼科卷》)

总之疳证不一，例治亦繁，究其致病有由，治必先培其本，所谓治虚为要，甚不可峻温过凉，二语须切记之，庶临证不失所措，而下方亦无误焉。(《金匮启钥·幼科卷》)

大抵疳之为病，皆因过餐饮食，停滞肠胃，脾气虚弱，不能运化积癥，津液内竭，而疳症所由作也。其外症头皮光耀，毛发焦稀，囟缩鼻干，口淡唇白，两眼昏眵，挦鼻挦眉，脊耸体黄，闭颊咬牙，焦渴自汗，尿白泻酸，肚胀腹鸣，痞结潮热，或多生疮，酷嗜瓜果、咸酸、灰炭、泥土，此其症也，治用五疳丸、肥儿丸治之。然疳症初只是脏腑有积，失而不治，传经不愈，遂成疳疾。(《大医马氏小儿脉珍科》卷上《疳症论治》)

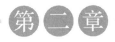

特色方剂

第一节 经典方剂

1. 定命散（《太平圣惠方》卷八十七）

【组成】干虾蟆（烧为灰）一枚，蛇蜕皮（炒令黄）一分，蝉壳一分。

【用法】上为末，入麝香末半钱，研匀。每服半钱，午时后以暖水调下。一岁、二岁即服一字，后煎桃柳汤，放温浴儿，便用青衣盖。

【主治】治小儿五痫。

2. 白术散（《小儿药证直诀》卷下）

【组成】人参二钱五分，白茯苓五钱，白术（炒）五钱，藿香叶五钱，木香二钱，甘草一钱，葛根五钱（渴者加至一两）。

【用法】上㕮咀，每服三钱，水煎，热甚发渴，去木香。

【主治】治脾胃久虚，呕吐泄泻，频作不止，精液苦竭，烦渴躁，但欲饮水，乳食不进，羸瘦困劣，因而失治，变成惊痫，不论阴阳虚实，并宜服。

3. 二圣丸（《小儿药证直诀》卷下）

【组成】川黄连（去须）一两，黄柏（去粗皮）一两。

【用法】上为细末，将药末入猪胆内，汤煮熟，丸如绿豆大。每服二三十丸，米饮下。量儿大小加减，频服，无时。

【主治】治小儿脏腑或好或泻，久不愈，羸瘦成疳。

4. 橘连丸（《小儿药证直诀》卷下）

【组成】陈橘皮一两，黄连（去须，米泔浸一日）一两五钱。

【用法】上为细末，研入麝香五分，用猪胆七个，分药入在胆内，浆水煮，候临熟以针微扎破，以熟为度，取出，以粟米粥为丸，绿豆大。每服十丸至二三十丸，米饮下，量儿大小与之，无时。

【主治】治疳瘦，久服消食和气，长肌肉。

5. **千金丸**《幼幼新书》卷二十四引《灵苑方》）

【组成】川楝子肉、川芎各等分。

【用法】上为末，以猪胆汁杵和为丸，如麻子大。量儿大小加减丸散，每以饭饮送下，一日二次。常服三丸至五丸。

【主治】①《幼幼新书》引《灵苑方》：小儿一切疳，久服令儿肥壮无疾。②《普济方》引《经验良方》：小儿五种疳气，面色萎黄，肌瘦不食乳。

6. **塌气散**《幼幼新书》卷二十一引《吉氏家传》）

【组成】甘草、茴香、白牵牛（各炒）、木香各一钱。

【用法】上为末。每服半钱，紫苏汤调下。

【主治】治小儿疳虚腹胀。

7. **益儿丸**《幼幼新书》卷二十五引《吉氏家传》）

【组成】人参、白术、茯苓、柴胡、甘草（炙）、陈皮、鳖甲（醋炙）、京三棱（煨）各等分。

【用法】上为末，炼蜜为丸，如芡实大。每服一丸，食后米饮化下，一日三次。

【主治】治一切疳瘦，夜多盗汗，肌热。

8. **黄耆散**《幼幼新书》卷二十四引《庄氏家传》）

【组成】黄耆、五味子、厚朴（姜汁炙）、白术、陈橘皮、芍药、甘草（炙）、苍术、干姜、干蝎、当归各一两，木瓜二两。

【用法】上为末。每服半钱，米饮调下。

【主治】进饮食。治小儿疳气。

9. **肥儿丸**《幼幼新书》卷二十五引《朱氏家传》）

【别名】四味肥儿丸（《小儿痘疹方论》）、五疳芜荑丸（《医方类聚》卷二五五引《经验良方》）。

【组成】白芜荑（去壳秤）、黄连（去须）、神曲、麦蘖各等分。

【用法】上为末，用獖猪胆煮糊为丸，如大麻子大。每服三十粒，食前米饮送下。《仁斋直指小儿方论》：每服五丸，用陈皮、木香、使君子、炙甘草煎汤送下。《普济方》：木通汤送下。

【主治】①《幼幼新书》：或治疳积，或治疳瘦。②《仁斋直指小儿方论》：风后暗不能言。③《普济方》：涎多，乳食不下，涎流不出口者，乃名脾热。④《明医杂著》：小儿食积五疳或白秃体瘦，肚大筋青，发稀成穗，或遍身疮疥。⑤《保婴撮要》：呕吐不食，腹胀成疳，或作泻不止，或食积脾疳，目生云翳，口舌生疮，牙龈腐烂，发热瘦怯，遍身生疮，小便澄白。

10. **肥儿丸**（《小儿卫生总微论方》卷十二）

【组成】黄连（去须）、神曲（炒）各一两，使君子仁、肉豆蔻（面裹煨，去面）、麦蘖（炒）各半两，木香二钱，槟榔（不见火）两个。

【用法】上为细末，面糊为丸，萝卜子大。每服二三十丸，熟水送下，食空服。

【主治】治诸疳。久患脏腑，胃虚虫动，日渐羸瘦，腹大不能行，发竖作穗。肌体发热，精神衰弱。

11. **祛疳消食丸**（《杨氏家藏方》卷十八）

【组成】黄连（去须，微炒）二两，青橘皮（去白）半两，木香半两，大麦芽（微炒）一两，川楝子肉（炒黄）一两，神曲（炒黄）一两，芜荑仁（研）一两。

【用法】上药前六味为细末，次入芜荑仁，同研匀，蒸饼和猪胆汁为丸，如黄米大。每服二十丸，温米饮下，不拘时候。

【主治】肥肌，退疳，化饮食。

12. **龙胆丸**（《杨氏家藏方》卷十八）

【组成】龙胆草（去苗），芦荟（别研），肉豆蔻（面里煨香），黄连（去须，微炒），木香，神曲（炒黄），麦芽（炒）

【用法】以上七味各等分，上件为细末，煮面糊为丸，如黍米大。每服三十丸，温米饮送下，不拘时候。

【主治】治小儿五疳潮热，面色痿黄，乳食迟化，日渐羸瘦。

13. **肥肌丸**（《活幼口议》卷十八）

【组成】黄连（去须）一钱，川楝子、肉（炒）各半两，川芎半两，陈皮一分，香附子（酒煮，炒干）一分，木香二钱。

【用法】上为末，水煮细面糊为丸，麻子大。每服三五十丸，温饭饮下。

【主治】治小儿一切疳气，肌瘦体弱，神困力乏，常服杀虫消疳，开胃进食。

14. 五积丸（《丹溪心法》卷五）

【组成】丑头末一两，黄连半两，陈皮一两，青皮半两，山楂半两。

【用法】上炒焦黑色，为末。每用巴豆霜半钱，前药末半钱，宿蒸饼丸，麻子大。小儿二岁十丸，五更姜汤下。至天明大便泄为度，温粥补之。未利，再服三五丸。

【主治】治小儿诸般疳积。

15. 肥儿丸（《婴童百问》卷八）

【组成】黄连一两，陈皮（去白）一两，神曲（炒）一两，麦蘖（炒）一两，加三棱半两，莪术半两，白芜荑半两，川楝子（去核，炒）一两。

【用法】上为末，神曲糊为丸，麻子大。每服三十丸，空心米饮吞下。

【主治】治诸般疳，化虫，消疳，退疳热。

16. 脾积丸（《婴童百问》卷八）

【组成】山楂子（青者多用）、香附子、乌药、紫金皮、砂仁、甘草各等分。

【用法】上为末，山楂子生用，捣碎成末，米糊丸，桐子大。米饮下，每服三五十丸，大人、小儿皆可服。

【主治】治疳证。

17. 益黄散（又名补脾散）（《医学正传》卷之八）

【组成】陈皮一钱，青皮五分，诃子皮五分，甘草（炙）五分，丁香二分。

【用法】上作一服细切，水一盏，煎至六分，温服（愚每于本方加参、术各一钱效）。

【主治】治小儿脾胃虚寒，脾疳体黄腹大，好食泥土，肺疳气喘，口鼻生疮等证。

18. 胡黄连丸（《医学正传》卷之八）

【组成】胡黄连五钱，宣黄连五钱，朱砂（另研）二钱半。

【用法】上为细末和匀，填入猪胆内，用淡浆煮，以杖子加铫子上，用线钓之，勿着底，候一炊时取出，研入芦荟、麝香各一分，饭丸如麻子大，每服五七丸至一二十丸，米饮下。

一方：去足虾蟆五钱，焙干不烧。

【主治】治肥热疳。

19. **芦荟丸**（《医学正传》卷之八）

【组成】芦荟（另研）二钱半,木香二钱半,槟榔二钱半,虾蟆（酒浸炙黄,去骨）一两,黄连一两,芜荑（去皮）五钱,青皮（去白）五钱,陈皮五钱,巴豆三七粒（去壳,同上四味炒黄,去豆）。

【用法】上为细末,猪胆汁为丸,如小豆大,三岁儿三十丸,米汤下。

【主治】治小儿疳气,腹胀骨热。

20. **黄龙丸**（《医学纲目》卷三十八）

【组成】三棱三两,蓬术三两,青皮一两半,陈皮一两半,山楂七钱半,干姜七钱半,槟榔半两。

【用法】上晒干为末,糊丸黍米大。三岁儿每服二十丸,食后姜汤下,食前乌犀丸,相间服。

【主治】治小儿疳积,停食,化积磨积。

21. **消疳丸**（《万病回春》卷七）

【组成】苍术（米泔浸,炒）,陈皮,厚朴（姜汁炒）,枳壳（面炒）,槟榔,神曲（炒）,山楂（去子）,麦芽（炒）,三棱（煨）,莪术（煨）,砂仁,茯苓（去皮）,黄连（炒）,胡黄连,芜荑仁,芦荟,使君子（去壳）。

【用法】上各等分为末,使君子壳煎汤,泡蒸饼为丸,如弹子大。每服一丸,清米汤化下。

【主治】治小儿五疳,皮黄肌瘦,发直尿白,肚大青筋,好食泥、炭、茶、米之物,或吐或泻,腹内积块,诸虫作痛。

22. **四味肥儿丸**（《证治准绳·幼科》）

【组成】黄连（炒）,芜荑,神曲,麦芽（炒）。

【用法】各等分,上为末,水糊丸,桐子大。每服一二十丸,空心白滚汤送下。

【主治】治呕吐不食,腹胀成疳,或作泻不止,或食积脾疳,目生云翳,口舌生疮,牙龈腐烂,发热瘦怯,遍身生疮。又治小便澄白,腹大青筋,一切疳证。

23. **芦荟丸**（《证治准绳·幼科》）

【组成】芦荟半两,胡黄连半两,牛黄半两,天竺黄半两,草龙胆半两,茯苓半两,龙脑一分,麝香一分,人参一分,川大黄一分,雄黄一分,生犀(屑)二分。

【用法】上为末,炼蜜丸,绿豆大。每服三丸,薄荷汤下,温酒亦得,化下亦无妨。

【主治】小儿惊风五疳。

24. 大芦荟丸 (《明医指掌》卷十)

【组成】芦荟(研)、胡连、川连、芜荑、青皮、木香、鹤虱(微炒)、雷丸(破开,白者佳,赤色者杀人,不用)等分,麝香(少许),砂仁(减半)。

【用法】上为末,米糊丸,绿豆大,每服一二十丸,米饮下。

【主治】治肝疳,杀虫,和胃,止泻,兼治脊疳。

25. 芦荟丸 (《景岳全书》卷之六十二)

【组成】芦荟(另研)、木香、槟榔各二钱半,虾蟆(酒浸炙黄,去骨)、黄连各一两,芜荑(去皮)、青皮(去白)、陈皮各五钱,巴豆(去壳,同上四味炒黄,去豆)三七粒。

【用法】上为细末,猪胆汁丸,如小豆大,三岁儿三十丸,米汤下。

【主治】治小儿疳气,腹胀骨热。

26. 七味肥儿丸 (《景岳全书》卷之六十二)

【组成】黄连(炒)、神曲(炒)、木香各一两半,槟榔二十个,使君子(酒浸)、麦芽(炒)各四两,肉豆蔻(炮)二两。

【用法】面糊丸,麻子大。每服三五十丸,米饮下,良久,用五味异功散一服以助胃气。

【主治】治小儿食积五疳,颈项结核,发稀成穗,发热作渴消瘦等证。

27. 使君子丸 (《景岳全书》卷之六十二)

【组成】使君子肉一两,厚朴(制)、橘红、白芍药、甘草(炒)、川芎各一钱。

【用法】上为末,蜜丸,皂角子大。每服一丸,陈米饮化下。

【主治】治五疳蛔虫,脾胃不和,心腹膨胀,时复作痛,不食渐瘦。

28. 八珍糕 (《成方便读》卷四)

【组成】白术、白茯苓、怀山药、莲肉、芡实(皆放饭上蒸透,晒干,微炒)、陈皮(焙)各三两,甘草(焙)三两,腊米(炒)三升。

【用法】共为末,加洋糖作糕食之。

【主治】治小儿脾胃虚弱,食少便溏,但觉形体羸瘦,不能胜苦劣之药者。

【方论】夫药之治病也,皆以偏治偏。故药能治病,不能养人,食能养人,不能治病。

是以一切病之久而不愈者,皆当调之以甘药,以食物之适于口者,即脾胃之所补,土旺则自能生物,生生之气自可源源而来。以上诸品,皆系纯甘之味,而无杂劣之性。陈皮以行其滞气,米谷以致其冲和,作而为糕,香甘可口,虽为食料之需,实亦治病之一法也。

第二节　当代医方

1. **木赤散**〔储茂杨,等.木赤散疗小儿疳积[J].江西中医药,1981(3):封面.〕

【组成】木鳖子3枚(不满周岁者酌减),赤石脂10 g。

【用法】将木鳖子炒焦去壳去油,与赤石脂共碾成极细末,分成15包,病轻者分成20包。每次1包,每日3次,与食物搅拌服下。一般3～5日即愈。但无腹泻者,则宜慎用。

【主治】治小儿疳积。

2. **山扁术金汤**〔王德润,等.山扁术金汤治疗小儿脾胃虚弱证[J].中医杂志,1983,24(4):57.〕

【组成】炒山药5～10 g,炒扁豆、土炒白术、鸡内金各3～5 g。

【加减】卫外不固加生黄芪、防风;夜寐不宁加灯心、竹叶、钩藤、生龙骨、生牡蛎;便秘腹胀加焦槟榔、炒莱菔子;脾肾不足者加龟甲、鳖甲、山茱萸;胃阴不足加石斛、北沙参;胃热嗜异加乌梅、青蒿、黄芩。

【用法】水煎,分2次服。

【主治】治小儿脾胃虚弱,包括伤食、积滞、疳积等。症见纳食呆滞,夜寐不宁,多汗,倦怠,大便溏或干,反复外感,贫血等。

【注意事项】① 服药期间,禁食生冷,控制甜食。② 及时纠正在婴幼儿朦胧状态下喂奶、强迫进食及幼儿长期以奶为主等不合理的喂养方法。

3. 阳春白雪健脾糕〔龚其恕. 家传秘方"阳春白雪健脾糕"[J]. 四川中医,1986(3):25.〕

【组成】茯苓、山药、芡实、莲米等量,糯米粉、砂糖。

【用法】烤熟制粉,加糯粉及砂糖为糕,饭后服用。

【主治】治小儿疳积。

4. 健脾一号糖浆〔孟仲法. 健脾 I 号单复煎剂治疗小儿脾虚纳呆[J]. 上海中医药,1983(10):18.〕

【组成】党参、黄芪、白术各 1 350 g,陈皮 675 g,炙甘草 450 g。

【用法】以上药物加蔗糖 1 600 g,5‰尼泊金 30 mL,苯甲酸钠 12 g,制成 3 000 mL,分装 30 瓶,每瓶 100 mL。每日量为 20 mL(相当于含党参、黄芪、白术各 9 g,陈皮 4.5 g,炙甘草 3 g 的煎剂),分 2～3 次,温开水送服。

【主治】治脾虚纳呆,面色少华,气短乏力,消瘦多汗,完谷不化,内脏下垂或疝气、脱肛。舌淡苔白,脉弱或缓。

5. 疳积散〔葛子端. 治疗小儿疳积验方[J]. 河南中医,1984(3):22.〕

【组成】炙鳖甲 30 g,鸡内金、海螵蛸各 15 g,朱砂 6 g,蜈蚣 4 条。

【用法】共研细面过箩。1～3 岁小儿每次服 1 g;4～6 岁每次服 2 g;7～9 岁每次服 3 g;10～12 岁每次服 4 g。均为每日 3 次,加白糖适量,开水冲服。

【主治】治小儿疳积。

6. 疳积效方〔丰明德. 疳积[J]. 广西中医药,1985(2):13.〕

【组成】吉林参 9 g,胡黄连 4 g,白术 15 g,使君子 12 g,茯苓、山楂各 9 g,川连(姜汁炒)4 g,芦荟(酒蒸)6 g,干蟾蜍 1 只(约 10 g),炙甘草 9 g。

【用法】上药分别炒焦研为细粉,装瓶备用。用时将鸡蛋一头打一小孔,去蛋清留蛋黄。将药粉 1 g 倾入蛋内,用小棍搅匀,以细纸浸润后将蛋孔封闭,放入火灰中掩住蛋体,上加砖头压住,焖烧至蛋香为度。1 岁每日 1 枚,2 岁每日 2 枚(分 2 次),3 岁每日 3 枚(分 3 次),连服 7～15 日。

【主治】治小儿疳积。

7. 八仙膏〔吴清润. 八仙膏治疗小儿疳积[J]. 河南中医,1985(4):23.〕

【组成】鸡内金、焦山楂、神曲、麦芽、怀山药、芡实、薏苡仁、莲子肉各9 g。

【用法】焙干共研细面,加入一斤白面粉,二两芝麻;一两红糖,烙焦饼食用,量不限。

【主治】治小儿疳积。食欲不振,腹胀便溏,面色萎黄,肢体倦怠,精神萎靡不振,形体消瘦,肚大青筋暴露。

8. 补血灵糖浆〔郭锦章,等. 自拟"补血灵糖浆"治疗小儿营养性贫血[J]. 河南中医,1987(3):17.〕

【组成】制何首乌、鸡血藤、熟地、当归各 30 g,炒白术 27 g,炒谷芽、炒麦芽各 30 g,陈皮、五味子各 18 g,大枣 15 枚。

【用法】上药浓煎成 500 mL,加白糖及防腐剂适量装瓶。每次服量,1 岁以内 10～15 mL,1～3 岁 20～30 mL,4～6 岁 30～40 mL,每日 3 次,温开水送服。

【主治】治小儿营养不良性贫血。

9. 健脾合剂〔时毓民,等. 益气健脾化湿法治疗小儿疳证及其微量元素变化[J]. 中国中西医结合杂志,1987(4):208.〕

【组成】党参 12 g,炙黄芪、生薏苡仁、茯苓、生谷芽、生麦芽、生山楂各9 g,大枣 15 g,陈皮 4.5 g。

【用法】上方为 1 日量,制成合剂 20 mL。每服 10 mL,每日 2 次。

【主治】治疳证(脾虚型)。

10. 疳积方〔张奇文. 古今儿科临床应用效方[M]. 济南:山东科学技术出版社,1992:277-278.〕

【组成】胡黄连 10 g,川椒炭 8 g,白芜荑、鹤虱、槟榔各 10 g,炒枳实 8 g,榧子肉、雷丸、厚朴、白术、焦三仙、茯苓各 10 g。

【用法】汤剂,浓煎药液 200～250 mL,每日空腹服 3 次,连服 2～3 剂。

【主治】治疳积。兼治小儿潮热,自汗,形瘦,口渴不欲纳食,或虫积腰痛等症,连续服用 3 剂,自能纳食或便蛔虫。

11. 董氏治疳甲、乙、丙方〔王霞芳.董廷瑶教授从脾胃论治儿科病证[J].中医儿科杂志,2008,4(2):1-3.〕

【组成】甲方:煅三棱、煨莪术、炙干蟾皮、炒青皮、焦山楂、佛手、炒莱菔子各 9 g,陈皮、木香各 3 g,胡黄连 2 g,醋炒五谷虫 9 g。

乙方:米炒党参、煨莪术、煨三棱各 4.5 g,土炒白术、炒青皮各 6 g,茯苓、神曲、醋炒五谷虫各 9 g,清炙甘草、陈皮各 3 g。

丙方:米炒党参、土炒白术、茯苓、怀山药、炒扁豆、醋炒五谷虫、神曲各 9 g,陈皮、清炙甘草各 3 g。

【用法】汤剂煎服。煎沸后再煮 15～20 分钟,得量小碗半碗,为一服。每日 1 剂,煎 2 汁服。疗程为 1～2 个月。常先用甲方 1～2 周,改服乙方 1～2 周,再服丙方 2～4 周。服药期间,配合针刺四缝穴和适当忌食。针刺四缝以三棱针刺入穴位 1.5～3 mm,挤出稠质黏液,间日或三四日刺 1 次,一般 3～6 次,至黏液渐少,到无液仅血为止。

【主治】疳证羸瘦,面色萎黄,口馋嗜食,发结如穗,泻下酸便,水谷不化或腹部胀硬,此疳积已成,形体尚实者以消为主,适用甲方,若疳证已久,体质较虚,或服甲方后其疳渐化,适用乙方半消半补;在疳疾渐趋痊愈时,宜以调补为主,适用丙方。

【注意事项】注意饮食禁忌:各类麦类制品,各种豆类和豆制品,诸香炒零食及巧克力糖,各种冷饮。

第三节 中 成 药

1. 健胃消食口服液〔赵霞等.中医儿科临床诊疗指南·疳证(修订)[J].中医儿科杂志,2017,13(3):1-4.〕

【组成】太子参,陈皮,山药,炒麦芽,山楂。

【用法】每支 10 mL。每服剂量 1～2 岁,5 mL,2～12 岁,10 mL,每日 2 次。在餐间或饭后服用。

【主治】用于疳气证。

2. **健脾八珍糕**〔赵霞等. 中医儿科临床诊疗指南·疳证（修订）[J]. 中医儿科杂志，2017,13(3)：1-4.〕

【组成】党参,茯苓,薏苡仁,芡实,陈皮,白术,白扁豆,山药,莲子,粳米。

【用法】每块 8.3 g。每日早、晚饭前热水化开后炖服,亦可干服。1 次 3~4 块,婴儿 1 次 1~2 块。

【主治】用于疳气证。

3. **肥儿丸**〔赵霞等. 中医儿科临床诊疗指南·疳证（修订）[J]. 中医儿科杂志,2017,13(3)：1-4.〕

【组成】肉豆蔻,木香,六神曲,炒麦芽,胡黄连,槟榔,使君子仁。

【用法】每丸 3 g。每次 1~2 丸,每日 1~2 次,3 岁以内小儿酌减。

【主治】用于疳积证。

4. **人参养荣丸**〔赵霞等. 中医儿科临床诊疗指南·疳证（修订）[J]. 中医儿科杂志,2017,13(3)：1-4.〕

【组成】人参,白术,茯苓,炙甘草,当归,熟地,白芍,黄芪,陈皮,远志,肉桂,五味子。

【用法】水蜜丸：每 100 丸 6 g。建议用法用量：每服剂量为＜3 岁 2 g,每日 2 次;3~6 岁 4 g,＞6 岁 6 g,每日 1~2 次。

【主治】用于干疳证。

5. **十全大补颗粒**〔赵霞等. 中医儿科临床诊疗指南·疳证（修订）[J]. 中医儿科杂志,2017,13(3)：1-4.〕

【组成】党参,白术,茯苓,炙甘草,当归,川芎,白芍,熟地,黄芪,肉桂。

【用法】每袋 15 g、30 g。建议用法用量：每服剂量为＜3 岁 5 g,3~6 岁 10 g,＞6 岁 15 g,每日 2 次。

【主治】用于干疳证。

6. **明目地黄丸**〔赵霞等. 中医儿科临床诊疗指南·疳证（修订）[J]. 中医儿科杂志,2017,13(3)：1-4.〕

【组成】熟地,山茱萸,牡丹皮,山药,茯苓,泽泻,枸杞子,菊花,当归,白芍,蒺藜,石决明。

【用法】大蜜丸每丸重 9 g;浓缩丸每 8 丸相当于原生药 3 g。建议用法用量：每服剂量为＜3岁3g,3～6岁6g,＞6岁9g,每日2次。

【主治】用于眼疳证。

7. **石斛夜光丸**〔赵霞等.中医儿科临床诊疗指南·疳证(修订)〔J〕.中医儿科杂志, 2017,13(3):1-4.〕·······

【组成】石斛,人参,山药,茯苓,炙甘草,肉苁蓉,枸杞子,菟丝子,生地,熟地,五味子,天冬,麦冬,苦杏仁,防风,川芎,枳壳,黄连,牛膝,菊花,蒺藜,青葙子,决明子,水牛角浓缩粉,羚羊角。

【用法】大蜜丸：每丸重9g。建议用法用量：水蜜丸每服剂量为＜3岁2g,3～6岁4g,＞6岁6g,每日2次；小蜜丸每服剂量为＜3岁3g,3～6岁6g,＞6岁9g,每日2次。

【主治】用于眼疳证。

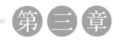

外 治 法

第一节 针 灸 推 拿

一、普通针刺法

（1）针刺取足太阴、阳明经穴为主，毫针浅刺而疾拔，不留针不灸，一般采用半刺法针刺深度为小儿同身寸1分，虚寒者用补法，湿热与伤食者用泻法。在治疗过程中，先推拿，后针刺，隔日1次，8次为1个疗程。〔贾永宪.针推并用治疗小儿疳证100例[J].江苏中医，1997，18(12)：30.〕

（2）主穴：四缝穴、足三里、天枢、三阴交等穴。

配穴：发热则配以曲池穴；腹泻频繁则配以阴陵泉穴；呕吐则配以内关穴；腹胀则灸气海、三阴交、天枢等穴。

操作方法：四缝穴用速刺法，并在出针后挤尽关节腔内的黄白黏液，一般每隔2～3日针刺1次，双侧足三里穴用泻法，而大肠俞、天枢等其他穴位用平补平泻法，一般每隔1日针刺1次。当感觉针下肌肉与足趾跳动则说明获得针感，一般进针的深度为0.5～1 cm，留针15～20分钟，并每隔5分钟轻捣、捻针20次，退针后用梅花针轻轻叩刺大肠俞、天枢等穴。〔庞利霞.小儿疳积的针灸治疗及护理浅析[J].光明中医，2017，3(32)：893〕

（3）主穴：长强上二寸、四缝（手指中节上下横纹中央）（针刺）。

配穴：足三里（针刺）、章门（灸）。

操作：常规消毒处理后，先以缝衣针穿上红丝线，在长强穴上二寸处的皮肤轻缝一针打结后，把余线剪掉。继以三棱针在四缝穴轻轻点刺，出黄黏液。如患儿有上吐下泻者，针刺足三里，灸章门。挂线处用消毒纱布盖上，避免局部感染。忌食生冷、油腻多渣滓等不易消化的食物，以减少消化系统负担，使之易于恢复，并逐渐增加一般少脂肪易于消化的营养品。

方义：长强属督脉。督脉为诸阳总会，统帅诸阳之气。同时长强既是络穴，别走任脉，又是足少阴、少阳之会。随着经脉交会的特点，它的治疗并不局限于本经和局部,能兼治其所交会释脉的疾病,故有调整机体功能活动的作用。四缝乃经外奇穴,针刺四缝,贯穿五经。而肺与大肠为表里,故贯穿了手三阴三阳经,针治以调节脏腑之气。足三里是足阳明胃经合穴,能升清降浊,补中升阳。章门属足厥阴肝经,灸之以柔肝,又是脾之募穴,脏之会穴,故具有运化水谷精微及输布津液的功能。疳证主要是饮食失调,损伤脾胃之阴,积热耗损气血所致,诸穴结合运用,相得益彰。〔芜湖市中医医院针灸科.针灸治疗760例小儿疳症的疗效总结[J].福建中医药,1965(1):8-9.〕

二、刺四缝疗法

针刺操作方法:取四缝穴,常规消毒后,使用45 mm×15 mm一次性无菌注射针分别点刺患儿示、中、环指及小指近端指横纹中点,刺后用手挤出少许淡黄色或透明黏液,直至刺后不再有黄白色黏液为止,最后用消毒干棉球拭干。每周取穴2次,连续4次为1个疗程。

禁忌证:合并脑或内脏器官急重症、出血性疾病及传染病的患儿,有严重精神疾患的儿童不宜使用。〔谭颖然,等.点刺四缝穴与捏脊疗法治疗小儿疳证的疗效比较[J].中国实用医药,2015,6(10):268.〕

三、割治法

根据患儿病情轻重,运用中医五疳分类辨证以异功散为基础方,临床加减,服用1周后再服2剂疳积散,做1次血液检查,无异常情况下进行手术。

具体操作:取两手掌大鱼际部用3%碘酊及75%的乙醇在两手掌心上做局部消毒,由助手持患儿的手,用大拇指揿住离刀口约1 cm处,施术者用0.4 cm宽的平口手术刀直割治部位,宽0.4 cm,深约0.2 cm,然后挤出脂肪,并剪去,再用3%新洁尔灭酊药棉覆盖上,绷带包扎,手术后由助手或患儿伴送者,用大拇指紧按伤口5分钟以上,防止出血,5日后即可解除包扎。割脂后患儿即感饥饿,嘱家长这时要控制患儿的饮食,不宜过饱,忌食过分寒凉,肥甘厚味的饮食,同时服用玉屏风散加减方剂10剂。〔严静,等.割治疗法治疗小儿疳积36例[J].中国中医药信息杂志,2000,7(3):89.〕

四、推拿疗法

1. **基本手法** 补脾经、揉中脘、揉板门、摩腹、捏脊、分推腹阴阳、按揉足三里、推下七节骨。

疳气证：补脾经、补肾经、运八卦、揉板门、足三里、捏脊。

疳积证：补脾经、清大肠、运八卦、捣小天心、推下七节骨、推四横纹、推六腑。

干疳证：补脾经、补肾经、运八卦、揉二马、足三里。

具体操作：① 推脾土：以左手持患儿右手，沿拇指桡侧缘，从指尖到指根成一条直线方向直推，推 500 次。补法，用以补脾健胃治本。② 推大肠：自示指桡侧边缘至虎口成一直线由里向外用推法推 200 次，用泻法，用以调节大肠功能。③ 揉板门：在大鱼际隆起处用揉法，200 次，用以消食积除膜胀。④ 摩腹：手掌放在脐窝中心，沿顺时针方向揉摩，用以散结气，消郁滞，除膜胀。⑤ 捏脊：在长强至大椎成一条直线上，自下而上以拇指向前顶住皮肤，示中二指前按，三指同时捏起皮肤。自尾椎两旁双手交替向上推动至大椎两旁，算做捏脊 1 遍，反复 6 次，每捏 3 次向上提 1 次（即捏三提一法）。⑥ 清肝木：在示指罗纹面，医者用拇指桡侧，从指根向指尖直推 100 次。⑦ 补肾水：在小指罗纹面，医者用拇指桡侧，从指尖向指根直推 100 次。⑧ 推三关：在前臂桡侧缘，从腕关节起到肘关节成一条直线，用拇指在桡侧自下而上直推 100 次。〔张学芹.推拿治疗小儿疳积 160 例[J].中国民间疗法,2002,10(3)：23 - 24;蔡燕,等.针灸治疗小儿疳积的临床研究进展[J].中国民族民间医药,2010,19(15)：1 - 2.〕

2. **捏脊疗法** 患儿俯卧板床或母膝上，先轻按背部，然后从长强至大椎，以两手示指横压在长强穴部向上推，同时以两手拇指与示指合作，将皮肤肌肉提起，交替向上推捏至大椎穴，连续推捏 7～9 次，然后用两拇指从命门向肾俞左右推压，每周 2 次，连续 4 次为 1 个疗程。〔杨奇云,等.四缝穴在儿科疾病中的临床应用近况[J].山东中医药大学学报,2010,2(1)：187 - 189.〕

第三章

外治法

第二节 外 治 法

穴位敷贴法

1. **疳积散敷脐**〔赵霞,等.中医儿科临床诊疗指南·疳证(修订)[J].中医儿科杂志,2017,13(3):1-4.〕

【组成】苦杏仁、桃仁、栀子、大枣、芒硝各20 g。

【用法】共研细末备用。每晚睡前取药末20 g,加葱白7根,黄酒2滴,鸡蛋清适量调匀,捏成圆形药饼,贴敷脐部神阙穴,外用纱布敷料固定,翌日清晨去除,连敷5次为1个疗程。

【主治】用于疳积证。

2. **消疳脐敷膏**〔张有花,等.消疳脐敷膏治疗小儿疳积58例[J].中国民间疗法,2002,10(7):26-27.〕

【组成】胡黄连,玄明粉,白胡椒,大黄,栀子,桃仁,苦杏仁,使君子仁。

【用法】胡黄连、玄明粉、白胡椒、大黄、栀子等共研细末。另将桃仁、苦杏仁、使君子仁置乳钵中边研边加上述药粉,调成稠膏状,灭菌即可。治疗时用消疳脐敷膏适量填满脐部,胶布固定,每日或隔日换药1次,治疗6次为1个疗程,一般用药2~4个疗程。

【主治】用于疳积证。

小·儿·疳·证

下 篇

小儿疳证历代名家经验

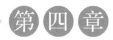

历代名医医论医话

第一节　古代医家医论医话

一、钱乙

疳在内,目肿,腹胀,利色无常,或沫青白,渐瘦弱,此冷证也。

疳在外,鼻下赤烂,目燥,鼻头上有疮不着痂,渐绕耳生疮。治鼻疮烂,兰香散。诸疮,白粉散主之。

肝疳,白膜遮睛,当补肝,地黄丸主之。

心疳,面黄颊赤,身壮热,当补心,安神丸主之。

脾疳,体黄腹大,食泥土,当补脾,益黄散主之。

肾疳,极瘦,身有疮疥,当补肾,地黄丸主之。

筋疳,泻血而瘦,当补肝,地黄丸主之。

肺疳,气喘,口鼻生疮,当补脾肺,益黄散主之。

骨疳,喜卧冷地,当补肾,地黄丸主之。

诸疳皆依本脏补其母及与治疳药,冷则木香丸,热则胡黄连丸主之。

疳皆脾胃病,亡津液之所作也。因大病或吐泻后,以药吐下,致脾胃虚弱亡津液。且小儿病疳,皆愚医之所坏病。假如潮热,是一脏虚一脏实,而内发虚热也。法当补母而泻本脏则愈。假令日中发潮热,是心虚热也,肝为心母,则宜先补肝,肝实而后泻心,心得母气则内平,而潮热愈也。医见潮热,妄谓其实,乃以大黄、牙硝辈诸冷药利之,利既多矣,不能禁约而津液内亡,即成疳也。又有病癖,其疾发作,寒热饮水,胁下有形硬痛。治癖之法,当渐消磨,医反以巴豆、硇砂辈下之。小儿易虚易实,下之既过,胃中津液耗损。渐令疳瘦。

又有病伤寒,五六日间有下证,以冷药下之太过,致脾胃津液少,即使引饮不止而生热也。热气内耗,肌肉外消,他邪相干,证变诸端,因亦成疳。

又有吐泻久病,或医妄下之,其虚益甚,津液燥损,亦能成疳。

又有肥疳，即脾疳也，身瘦黄，皮干，而有疮疥。其候不一，种种异端，今略举纲纪：目涩或生白膜，唇赤，身黄干或黑，喜卧冷地，或食泥土，身有疥疮，泻青白黄沫，水利色变，易腹满，身耳鼻皆有疮，发鬓作穗，头大项细极瘦，饮水，皆其证也。

大抵疳病，当辨冷热肥瘦。其初病者为肥热疳，久病者为瘦冷疳。冷者木香丸，热者胡黄连丸主之。冷热之疳，尤宜如圣丸。故小儿之脏腑柔弱，不可痛击，大下必亡津液而成疳。

凡有可下，量大小虚实而下之，则不至为疳也。初病津液少者，当生胃中津液，白术散主之，惟多则妙。（《小儿药证直诀》卷上）

二、杨士瀛

儿童二十岁以下其病为疳，二十岁以上其病为痨。疳与痨，皆气血虚惫，肠胃受伤致之，同出而异名也。何者？小儿脏腑娇嫩，饱则易伤，乳哺饮食，一或失常，不为疳者鲜矣。疳皆乳食不调，甘肥无节而作也。或婴幼阙乳，粥饭太早，耗伤形气，则疳之根生。或三两岁后，乳食稍多，过饱无度，则疳以伤得。或恣食甘肥黏腻，生冷咸酸，以滞中脘，则疳因积成。或乳母寒暄失理，饮食乖常，喜怒房劳，即与儿乳，则疳因母患传气而入。此非病家不能调适之过乎？疳皆脾胃受病，内无津液而作也。有因吐泻之后，妄施吐下，津液虚竭得之者；有因潮热大下，利无禁约，胃中焦燥得之者；有因伤寒里证，冷驶太过，渴引水浆，变而生热，热气未散，复于他邪得之者；又有病癖寒热，胁下痛硬，或者不能渐与消磨，遂以硇巴峻决，津液暴伤得之者。此非医家轻药坏病之过乎？

疳之为候，头皮光急，毛发焦稀，腮缩鼻干，口馋唇白，两眼昏烂，揉鼻捋眉，脊耸体黄，斗牙咬甲，焦渴自汗，尿白泻酸，肚胀肠鸣，癖结潮热，酷嗜瓜果、咸酸、炭米、泥土，而饮水占饮者，皆其候也。

疳曰五疳，病关五脏，以脏别之。（《仁斋小儿方论》卷之三）

三、曾世荣

小儿疳证，其名有五，心、肝、脾、肺、肾是也，详析于后。

咬（五巧切）牙舒舌，舌上生疮，爱饮冷水，唇红面赤，喜伏眠于地，名曰心疳。

目生眵粪，发际左脸多青，或白睛微黄，泻痢夹水，或如苔色，名曰肝疳。

爱吃泥土冷物，饮无度，身面俱黄，发稀作穗，头大项小，腹胀脚弱，间或酿泻，肌瘦目慢，昼凉夜热，不思乳食，名曰脾疳。

鼻下赤烂，手足枯细，口有腥气，或作喘嗽，右腮㿠白，名曰肺疳。

两耳内外生疮，脚如鹤膝，头缝不合，或未能行，牙齿生迟，其缝臭烂，传作走马疳之类，名曰肾疳。

大抵疳之为病，皆因过餐饮食，于脾家一脏有积不治，传之余脏而成。五疳之疾，若脾家病去，则余脏皆安，苟失其治，日久必有传变。然脾家病宜芦荟丸、沉香槟榔丸，或水晶丹、乌犀丸，更察虚实疗之。有虫者，投使君子丸、化虫饮；如心腹痛，吐清水，虫自下，多投二圣丸。诸疳证，皆宜用《局方》五疳保童丸，或万应丸，常服化积治疳，仍各投本脏调理之剂，宁心用茯神汤，调肝用芪归汤，调脾用参苓白术散，补肺用补肺散，补肾用调元散。庶各得其宜，则前证不致再作。（《活幼心书·疳证》）

四、万全

儿童十六岁以下其病为疳，十六岁以上其病为痨。疳痨皆血气虚惫，乃脾胃受病之所致，同出而异名也。盖胃者，水谷之海也，水谷之精气为荣，荣者血也；悍气为卫，卫者气也，气以煦之，充皮毛，肥腠理者，气也；血以濡之，润皮肤，美颜色者，血也。故水谷实者无病，水谷少减者病，水去谷亡则死矣。凡病疳而形不魁者，气衰也；色不华者，血弱也。气衰血弱则脾胃伤，则水谷少矣，疳之生于脾胃也，明矣。盖小儿脏腑娇嫩，饱则易伤乳食，一有失常不成疳者鲜矣。疳皆饮食不调，肥甘无节而然，或婴儿缺乳，粥饭太早，或二三岁后，谷肉菜果恣其欲，则脾已伤，因而太饱，停滞中焦，食久成积，积久成疳，或因取积，转下太过，托散胃气，或转下之后，又伤食，一伤一取，重亡津液。疳之病起于积者也，或因大病之后，吐泻疟痢，乳食减少，脾胃失养，气血益虚，此疳之生于大病之后者也。其候头皮光急，毛发焦稀，腮缩鼻干，口馋唇白，两眼昏暗，揉鼻擦眉，脊耸体黄，斗牙咬甲，焦渴自汗，尿白泻酸，肚胀肠鸣，癖结潮热，酷食瓜果、碱、炭、水泥者，皆其候也。

按钱氏云：大抵疳病，多辨冷热、肥瘦。其初病者，名肥热疳；病久者，多瘦冷疳。冷者木香丸,热者黄连丸主之。斯言也亦其门人附会之误也。故杨氏云:疳之为病,皆虚使然。其热有虚中之热,冷者虚中之冷。治热不可妄泻过凉,治冷不可妄补过温。积温成热,积凉成寒,当识此意。今木香丸内,槟榔、续随子乃下虫转下之剂,岂久病者可服乎。吾为之解曰:凡病得于伤食之后者,其病虽虚,宿食犹存,此乃有余之病,曰肥热疳。得于大病之后者,正气已伤,此为不足之病,谓之曰瘦冷疳。热者宜加减集圣丸,冷者宜加减肥儿丸。

凡有疳热者,不可妄用推摩掐法,吾见杀儿多矣。

大抵疳之为病,皆因乳食过饱,或因无乳而以他物饲之,或因病后,被食所伤于脾胃,一家有积不治,传之他脏。亦有儿饥食少,或病后食少,脾胃亦虚,五脏六腑皆无所禀,乃成五疳之症。治此者,只以脾胃为主,集圣丸主之,其有五脏兼症,或因他病变成疳者,各视其症,从权加减,不必多求方法也。

病有咬牙舒舌,舌上生疮,爱饮冷水,唇红面赤,喜伏地而卧,此心疳也,又名惊疳,前方去莪、缩、青、陈、芎、木香六味,加生地黄、白茯苓、胆南星各二钱,甘草(炙)、朱砂(水飞)各一钱。目生眵泪,发际左脸或青,或目生白膜,泄痢夹水,或如青色,此肝疳,又名风疳。前方去莪、缩、陈、木香四味,加龙胆草、山栀仁、防风、天麻、蝉蜕各二钱,青黛一钱半。

病爱吃泥土冷物,饮食无度,身面俱黄,发稀作穗,头大颈小,腹胀脚弱,间或泄泻,昼凉夜热,肌瘦不思乳食,此脾疳也,又名食积疳。宜前方主之。

病下赤烂,手足枯细,口出腥气,或作喘咳嗽,右腮㿠白,名肺疳,宜前方去莪术、缩砂、青、芎、木香五味,加桑白皮、桔梗、炙甘草、紫苏叶、阿胶各二钱。研末为丸。外用兰香叶(烧灰)一钱,铜青五分,轻粉二钱半。共研细末,贴鼻下亦烂处。一方用熊胆泡汤,笔蘸洗鼻中赤烂处。

病两耳内外生疮,脚如鹤膝,头缝不合,或未能行,或齿生迟,或齿缝臭烂,使变作走马疳之例,名曰肾疳。宜前方去莪、缩、陈、木香、五灵脂五味,加泽泻、白茯苓、粉丹皮、山茱萸、山药各二钱,地黄(焙)三钱。外治两耳前后赤烂,用黄丹(煅赤色)、枯白矾、绿豆粉各一钱,研末搽之,或以唾调亦可。

病积成疳,又复伤食,其症形瘦腹紧,时发潮热,羞与人见,见之则哭,依前方去芦荟、五灵脂二味,加人参、黄芪、白术、白茯苓、炙甘草、半夏曲、枳实、厚朴、神曲、麦芽、鳖甲、三棱各二钱。

病有泻久不止，胃虚成疳者，此疳泻也。宜前法去芦荟、莪术、五灵脂三味，加人参、白术、白茯苓、肉豆蔻、诃子肉各二钱。如先病疳，又病泻者，宜先止泄，用钱氏异功散加白芍药、诃子肉、肉豆蔻、干姜各等分，山药作糊丸服，待泄止，又服治疳泄本方。

病痢久不止，胃虚成疳，以痢疳也。以前方去芦荟、莪术、青皮、五灵脂四味，加诃子、石莲子各三钱，粳米粉作糊为丸。如先有疳病，复病痢者，以治痢为主，宜和中丸。痢止再服本方治疳痢。

病疟未已，胃虚成疳者，此必有癖，谓之疳疟，宜前方去芦荟、五灵脂二味，加炙黄芪、人参、鳖甲、柴胡、半夏、神曲、三棱各一钱。如先病疳又病疟者，用平疟养脾丸，与前方相间服之。

病惊后成疳者，即心疳、肝疳也，宜前方。但疳病变惊风者，谓之慢脾风，难治。如肿胀者，此疳之外候，即脾疳也；咳久成疳者，肺疳也；疮痍成疳者，此肾疳也，各有本方。

病脑疳者，头皮光急，满头饼疹，脑热如火，发结如穗，遍身多汗，腮肿囟高，令儿眼痛。其病在肝，宜前方去莪、缩、青、陈、木香五味，加胆草、川芎、升麻、羌活、防风各二钱，猪胆汁浸糕糊丸，薄荷汤泡下，外用鲫鱼胆滴鼻中，连三五日甚效。产妇月中多忿，令儿有此。

病瘠疳者，虫食脊膂，发热黄瘦，积中生热，烦渴下痢，拍背如鼓鸣，脊骨如锯齿，或十指皆疮，频啮爪甲，宜前方去莪、缩、青、陈、归、芎六味，加苦楝根皮、贯众、芜荑、槟榔各二钱，名安虫丸。

病蛔疳者，皱眉多啼，呕吐清沫，腹中乍痛，中则成聚，肚腹青筋，唇口紫黑，肠中咬痛者是也。蛔虽食虫，虫不可动，从口鼻出者难治，用下虫丸。轻者，前安虫丸主之。

病手足极细，项小骨高，尻削体瘘，腹大脐突，号哭胸陷，是为丁奚；虚热往来，头骨分开，翻食吐虫，烦渴呕哕，是为哺露。是为疳病之状也，宜集圣丸主之。

病无辜疳者，脑后项边有核如弹，按之随动，软而不痛，其间有虫如米粉，不速攻之，则虫随热气流散脏腑，淫蚀精血，以致遍身痈疮，便利脓血，壮热羸瘦，头骨高露，幼科书中称是妖鸟之毒，此或有之，亦客忤中恶之类耳。天地间游魂为变之气甚多，不但妖鸟也，宜刺其核，外用紫金丹涂之，内服前方去莪、缩、五灵脂三味,加人参、黄芪、鳖甲、槟榔二钱共末,取青蒿自然汁煮,飞罗面为丸,米饮送下。

病疳热者,脾胃虚弱,阳浮于外,气不归元,只以补脾胃为主,使阳气收敛,热自退也。参苓白术散主之。

病疳渴者,此胃气下陷,津液不生,故渴也。宜补其胃气,使清气上升,津液渐生,渴自止矣。七味白术散主之。多服佳。

病走马疳者,虫也,一名蟨,谓于脏腑之间不见也,以走马名者,齿属肾,肾主虚,才受邪热,直奔上焦,故以马为喻,状如狐惑、伤寒唇疮之证。初作口气,名曰臭息;次第齿黑,名曰崩砂;甚则龈烂,名曰溃槽;热血迸出,名口宣露;甚者齿皆脱落,名曰腐根,其根既腐,纵得全治,齿不复生。外证脑热肌削,手足如冰,寒热时来,滑泻肚痛,口臭干渴,齿龈生疮,爪黑面黧,身多疮疥。疮疹之后,多有此症,不可救者,毒归于肾故也。宜服加味清胃汤。(《明代万密斋儿科全书·诸疳》)

五、吴谦

脾属土,色黄主肌肉。故脾疳则见面黄,肌肉消瘦,身体发热,困倦喜睡,心下痞硬,乳食懒进,睡卧喜冷,好食泥土,肚腹坚硬疼痛,头大颈细,有时吐泻,口干烦渴,大便腥黏之症也。宜先攻其积,用消疳理脾汤、肥儿丸主之。积退,然后调理其脾,以参苓白术散主之。

肺属金,色白,主皮毛,故肺疳则见面白,气逆咳嗽,毛发枯焦,皮上生粟,肌肤干燥,憎寒发热,常流清涕,鼻烦生疮也。先用生地清肺饮以疏解之,继用甘露饮清之。日久肺虚者,当以补肺散主之。

心属火,色赤主血脉,故心疳则见面红,目脉络赤,壮热有汗,时时惊烦,咬牙弄舌,口舌干燥,渴饮生疮,小便红赤,胸膈满闷,睡喜伏卧,懒食干瘦,或吐或利也。热盛者,泻心导赤汤主之;热盛兼惊者,珍珠散主之;病久心虚者,茯神汤调理之。

肝属木,色青主筋,故肝疳则见面目爪皆青,眼生眵泪,隐涩难睁,摇头揉目,合面睡卧,耳疮流脓,腹大青筋,身体羸瘦,燥渴烦急,粪青如苔之症也。治宜先清其热,用柴胡清肝散、芦荟肥儿丸主之。若病势稍退,当以逍遥散、抑肝扶脾汤调理。

肾属水，色黑主骨。患此疳者，初必有解颅、鹤膝、齿迟、行迟、肾气不足等症，更因甘肥失节，久则渐成肾疳，故见面色黧黑，齿龈出血，口中气臭，足冷如冰，腹痛泄泻，啼哭不已之症。先用金蟾丸治其疳，继以九味地黄丸调补之。若禀赋不足者，调元散主之。（《医宗金鉴·幼科杂病心法要诀》）

六、沈金鳌

古称儿病，惊疳最大。惊得心肝，疳得脾胃，脏腑因由，各不相蔽。童稚之时，病则为疳，弱冠而后，病成痨瘵，同出异名，惟年齿计，元气亏伤，气血虚惫，其原则一，非有他疠。曰惟小儿，脏腑娇脆，饱固易伤，饥亦为害，热则熏蒸，冷则凝滞，故疳之来，必有伊始。或幼缺乳，耗伤形气，此疳之根，积渐生蒂。或二三岁，乳食无制，此疳由脾，过饱反瘁。或喜生冷，甘肥黏腻，此疳由积，肠胃气闭。或母自养，一切无忌，喜怒淫劳，即与乳吮，此疳由母，传气为戾。或因病余，妄行转泄，胃枯液亡，虚热渐炽，此疳由医，冒昧错治。大抵疳病，缘此等弊。然而古人，五脏分隶，各有症形，各有方剂。肝心肾肺，脾总多累，二十四候，更宜体会，庄氏家传，最为详备。总之疳候，必先贪嗜，盐酸炭米，好吃泥块，口渴且馋，形体憔悴，潮热肠鸣，面黄便秽，渐渐腹胀，牙干目昧，揉鼻挦眉，脊高项细，甚至缩腮，头皮光异，肚大筋青，发焦毛瘁，龈烂腿枯，周身疥癞，种种恶候，讵必齐逮，约略形神，实惟危殆，为语病家，毋徒嗟喟，失治于前，今亦无奈。

疳病原由症治

钱乙曰：大抵疳病，当辨寒热肥瘦。其初病者为肥热疳，久病者为瘦冷疳，冷热交作者为冷热疳，当分治之。诸疳皆当补其母，假令日中发潮热，是心虚热也。肝为心母，法当先补肝母，肝实而后泻心，心得母气，则内平而潮热自愈矣。

危亦林曰：疳者干也，瘦瘁少血也，皆由气血虚疲，脏腑受伤，故有五脏疳。外有蛔疳、脊疳、脑疳、干疳、疳渴、疳泻、疳痢、疳肿、疳疮、疳劳、无辜疳、丁奚、哺露，治之各有方。其病多因乳哺失常，肥甘不节，肠胃积滞而得之。惟肾疳害人最速，盖肾虚受邪，疳奔上焦，故以走马为喻。初作口臭，次传齿黑龈烂，热血并出，甚则齿脱，宜急治之，才得全活，然齿不复生矣。

张元素曰：疳者，小儿受癖，或久吐泻，医者妄投转过之药，小儿易为虚实,致令胃虚而亡津液,内发虚热,外消肌肉,一脏虚则诸脏皆弱,其病目胞肿,腹胀,利色无常,渐加瘦瘠,久不可痊,是肠胃有风,宜宣风散导之,后则各依本脏补其母。

《圣惠方》曰：凡小儿疳在内,眼涩腹胀,利色无常,或如泔淀,日渐羸瘦,此候可疗。若鼻下赤烂,自揉鼻,头上有疮,生痂痛痒,渐渐流引,绕于两耳,时时目赤,头发稀疏,脑皮光紧,头大项细,肌体瘦羸,亦可治也。若唇口被蚀,齿龈五色,或尽峭黑,舌下有白疮,上腭有窍子,口中时有臭气,齿龈渐染欲烂,亦可治也。若下部开张,有时赤烂,痒不可忍,下利无常,亦可治也。若疳蚀肌膂,十指皆痒,自咬指甲,头发作穗,脊骨如锯,有时腹胀,有时下利,若急治之,无不瘥也。惟五疳有绝候,皆不可治。一衬着脚中指底不觉疼,二抱着手足垂軃无力,三病未退遍身不暖,四脏腑泻青涎及沫不止,五项筋舒展无力,如此之候,皆不可治也。

初虞世曰：有热疳,有冷疳,有冷热疳,此其要也。热疳者,病多在外,鼻下赤烂,头痒湿痒,五心烦热,掀衣气粗,渴引冷水,烦躁卧地,肚热脚冷,潮热往来,皆热疳也。冷疳者,病多在内,利色无常,其沫青白,肢体软弱,目肿面鼃。又一症,烦躁卧地,似有热状,惟饮食不进,滑泄无已,亦冷疳也。其有泻多脓血,日加瘦弱,此则谓之冷热疳。大抵疳之受病,皆虚使然,热者虚中之热,冷者虚中之冷,治热不可妄表过凉,治冷不可峻温骤补。故曰,小儿易为虚实,脾虚不受寒温,服寒则生冷,服温则生热,当识此勿误。

曾氏曰：大抵疳之为病,皆因过餐饮食,于脾家一脏,有积不治,传之于脏,而成五疳之疾。若脾家病去,则余脏皆安。苟失其治,日久必有传变。脾家病,宜沉香槟榔丸、乌犀丸,更察虚实疗之。有虫者,使君子丸。心腹痛,吐清水,虫自下者,二圣丸。诸疳症皆宜用五疳保童丸、万应丸,常服化积止疳,仍各投本脏调理之剂。宁心,茯神汤;调肝,芪归汤;调脾,参苓白术散;补肺,补肺汤;补肾,调元散。庶各得其宜,前症不致再作。

叶桂曰：幼儿断乳纳食,值夏月脾胃主气,易于肚膨泄泻,头及手足心热,形体日瘦,或烦渴善食,渐成五疳积聚,当审体之强弱、病之新久,有余者当疏胃清热。食入粪色白,或不化,当健脾佐消导清热。若湿热内郁,虫积腹痛,导滞驱虫微下之,缓调用肥儿丸之属。稚年五疳,犹大方五痨,虽方书有五脏之分,是症夏令为多,固从脾胃。盖小儿乳食杂进,运化不及,初断乳后,果腥杂进，气伤滞聚，致热蒸于里，肌肉消瘦，腹大肢细，名曰丁奚。或善食，或不嗜食，或渴饮无度，或便泻白色，久涎不已，多致凶危。宜忌食生冷腥肥凝滞，治法初用清热和中分利，次则疏补化运，一定之理。（《幼科释谜·疳积》）

七、陈复正

夫疳之为病，亦小儿恶候。十六岁以前，其病为疳，十六岁以上，其病为痨，皆真元怯弱，气血虚衰之所致也。究其病源，莫不由于脾胃。盖胃者水谷之海也。水谷之精气为荣，悍气为卫，荣卫丰盈，灌溉诸脏。为人身充皮毛、肥腠理者，气也；润皮肤、美颜色者，血也。所以水谷素强者无病，水谷减少者病，水去谷亡则死矣。凡病疳而形不魁者，气衰也；色不华者，血弱也。气衰血弱，知其脾胃必伤。有因幼少乳食，肠胃未坚，食物太早，耗伤真气而成者；有因甘肥肆进，饮食过餐，积滞日久，面黄肌削而成者；有因乳母寒热不调，喜怒房劳之后，乳哺而成者；有二三岁后，谷肉果菜恣其饮啖，因而停滞中焦，食久成积，积久成疳。复有因取积太过，耗损胃气，或因大病之后，吐泻疟痢，乳食减少，以致脾胃失养。二者虽所因不同，然皆总归于虚也。其证头皮光急，毛发焦稀，腮缩鼻干，口馋唇白，两眼昏烂，揉眉擦鼻，脊耸体黄，斗牙咬甲，焦渴自汗，尿白泻酸，肚胀肠鸣，癖结潮热，酷嗜瓜果、咸炭、水泥者，皆其候也。然治寒以温，治热以凉，此用药之常法。殊不知疳之为病，皆虚所致，即热者亦虚中之热，寒者亦虚中之寒，积者亦虚中之积，故治积不可骤攻，治寒不宜峻温，治热不可过凉。虽积为疳之母，而治疳必先于去积，然遇极虚者而迅攻之，则积未去而疳危矣。故壮者先去积，而后扶胃气；衰者先扶胃气，而后消之。书曰：壮人无积，虚则有之。可见虚为积之本，积反为虚之标也。

如恶食滑泻，乳食直下，牙龈黑烂，头项软倒，四肢厥冷，下痢肿胀，面色如银，肚硬如石，肌肉青黑，肛门如筒，口吐黑血，吐利蛔虫，并为不治。

初病者以集圣丸为主，久病者但以肥儿丸调之，以补为消可也。

凡疳之初起者，集圣丸为主方，其有五脏兼证，从权加减，不必多求方法。

集圣丸　治冷热新久一切疳证，以此为主。

真芦荟（酒蒸）、五灵脂（炒）、夜明砂（炒）、真广皮（酒炒）、杭青皮（醋炒）、蓬莪术（煨）、使君肉（炒）、南木香（屑）、白当归（炒）、正川芎（酒炒）各二钱，人参（切片，焙干）、正川连（姜制）、干蟾蜍（酥炙）各三钱，西砂仁（酒炒）二钱。

上为细末,用公猪胆一枚取汁,将前末和匀,粟米糊丸龙眼核大。每服二丸,米饮调下。

各证加减法

病有咬牙舒舌,舌上生疮,爱饮冷水,唇红面白,喜伏地卧,此心疳也。本方去莪术、砂仁、青皮、陈皮、川芎、木香六味,加生地、茯苓、胆星各二钱,朱砂、炙甘草各一钱。

面青,目生白膜,泄泻夹水或青色,此肝疳也。本方去莪术、砂仁、陈皮、木香四味,加胆草、蔻仁、防风、天麻、蝉蜕各二钱,青黛一钱五分。

爱食泥土,冷物,饮食无度,身面俱黄,发稀作穗,头大项小,腹胀脚弱,间或泄泻,肌瘦,昼凉夜热,不思乳食,此脾疳也。专用本方。

鼻下赤烂,手足枯细,口中腥臭,或作喘嗽,右腮㿠白,此肺疳也。本方去莪术、砂仁、青皮、川芎、木香五味,加桑皮、桔梗、苏叶、阿胶、炙草各二钱,外用泽兰叶、铜绿、轻粉,等份为末,贴烂处。

两耳内外生疮,脚如鹤膝。头缝不合,或齿缝臭烂,变成走马疳,此肾疳也。本方去莪术、砂仁、青皮、陈皮、木香、灵脂六味,加熟地、茯苓、山药、萸肉各三钱,丹皮、泽泻各二钱。

食积久而成疳,其症形瘦腹紧,时发潮热,羞见生人,见之则哭。本方去芦荟、灵脂二味,加人参、黄芪、白术、茯苓、半夏、枳实、厚朴、炙草、神曲、麦芽、鳖甲、三棱各二钱。

久泄不止,胃虚成疳,此疳泻也。本方去芦荟、莪术、灵脂三味,加白术、茯苓、肉蔻、诃子各二钱,人参三钱。

久痢不止,胃虚成疳,此疳痢也。本方去芦荟、莪术、青皮、灵脂四味,加诃子肉、建莲肉各三钱。

疟久未已,胃虚成疳,此必有癖,谓之疳疟。本方去芦荟、灵脂二味,加黄芪、鳖甲、柴胡、半夏、神曲、三棱各二钱,倍人参三钱。

脑疳,皮毛光急,满头疮饼,脑热如火,发结如穗,遍身多汗,腮肿囟高,令儿眼痛,其病在肝。本方去莪术、砂仁、青皮、陈皮四味,加胆草、川芎、升麻、羌活、防风各二钱。

脊疳,虫食脊膂,发热黄瘦,积中生热,烦渴下痢,拍背如鼓鸣,脊骨如锯齿，或十指皆疮，频啮指甲，宜安虫丸。盖五疳或有停食成积，积久生虫，或如丝发、如马尾，多出于头项背腹之间，虫色黄白赤者可治，青黑者难治也。安虫丸，即本方去莪术、砂仁、青皮、陈皮、当归、川芎六味，加苦楝根、白皮、贯众、芜荑、槟榔各二钱，名安虫丸。

蛔疳，皱眉多哭，呕吐清沫，腹中乍痛。痛时腹中结聚成块，摸之梗起，满肚青筋，唇口紫黑，肠头啮痒者是也。蛔从口鼻出者难治，宜安虫丸，即上方。

丁奚疳，手足极细，项小骨高，尻削体瘦，腹大脐突，号叫胸陷者是也，集圣丸本方。

哺露疳，虚热往来，头骨分开，翻食吐虫，烦躁呕哕者是也，集圣丸本方。

无辜疳，因浣衣夜露，被无辜鸟落毛所污，小儿服之，身体发热，日渐黄瘦，脑后项边有核如弹丸，按之随动，软而不痛，其中有虫如米粉，宜刺破其核，以膏药贴之，内以本方去莪术、砂仁、灵脂三味，加黄芪、鳖甲、槟榔各二钱。

疳热，由于胃脾虚弱，阳浮于外，气不归元，只以补脾为主，使阳气收敛，热自退矣。用参苓白术散，多服为妙，或兼脾阴虚者，间服六味地黄丸。

疳渴，由胃气下陷，津液不生故也。宜补其胃，使清阳上升，津液渐生，渴自止矣。七味白术散。

走马疳，虫病也。齿属肾，肾主虚，才受热邪，直奔上焦，初起口臭，名曰臭息，次则齿黑，名曰崩砂，甚则龈烂，名曰溃槽，有血迸出，名曰宣露，甚至齿皆脱落，名曰腐根，纵得全活，齿不复生。外证脑热肌瘦，手足如冰，寒热时有，滑泄肚痛，口臭干渴，齿龈破烂，爪甲黧黑，身多疮疥。痘疹之后，多有此证，不可救治，毒归于肾故也。初起者清胃散。另有治法，在齿牙本门。

魃病，儿将周岁，母复有娠，儿饮其乳，谓之魃乳，以成此证，或有母患别病，儿饮其乳，以类母病者有之。盖母之血气若调，乳则长养精神，血气一病，乳则反为病根，母既妊娠，精华下荫，冲任之脉，不能上行，气则壅而为热。血则郁而为毒，小儿神气未全，易于感动。其候寒热时作，微微下利，毛发脱落，意殊不悦，其则面色痿黄，腹胀青筋，泻青多吐，日渐尪羸，竟成疳证。龙胆汤。

骨蒸之病，多起于胃，其始也，邪火上冲而能唉，火消烁而善饥。盖胃为气血之海，气血不足，邪火杀谷，水谷之精气不足济之，渐成口秒烦躁，夜热朝凉，毛焦口渴，气促盗汗，形如骨立，谓之消瘅。若大便日十余行，肢瘦腹大，频食多饥，谓之食并。此皆邪火为害，耗伤津液而致者，大肥儿丸。

参苓白术散　治脾胃虚弱,饮食不进,或呕吐泻痢,大病之后,补救脾胃,此方为神。

人参(切片,焙干)、漂白术(土炒)、白云苓(乳蒸)、怀山药(炒)各一两五钱,芽桔梗(焙)、薏苡仁、建莲肉(去心)、炙甘草各一两。

共为细末。每服一二钱,姜汤调服。

清胃散　治走马牙疳。

雅黄连、白当归、绿升麻、怀生地、粉丹皮、白芷梢等份,北细辛减半。

水煎,滚热服。

大肥儿丸　治小儿脾胃虚弱,泄泻骨蒸。

人参(切片,焙干)、山楂肉(炒)、漂白术(土炒)、真广皮(炒)、蓬莪术(炒)、川厚朴(姜制)、六神曲(炒)、雅川连(姜制)、胡黄连(炒)、杭青皮(醋炒)、白云苓(乳蒸)、杭白芍(酒炒)、地骨皮(酒炒)、宣泽泻(炒)、肉豆蔻(煨)、尖槟榔、正川芎(炒)、北柴胡(酒炒)、使君肉(炒)、干蟾蜍(煅)、炙甘草各五钱,五谷虫一两。

共为末,炼蜜为丸弹子大。米饮化下。

加减肥儿丸　治一切久病成疳,总归虚处,不可以前法治之,只宜以此丸久服,以补为消,无不愈者。

人参(切片、焙干)、嫩黄芪(蜜炙),漂白术(土炒),白云苓(乳蒸),广陈皮(酒炒),杭青皮(醋炒),白归身(酒洗),大鳖甲(醋炙),正川连(姜制),南木香(屑),使君肉(炒),干蟾蜍(酥炙),炙甘草。

上等份,为细末,另以山药打糊为丸。量儿大小加减,日日服之,以米汤调下。病愈药停。(《幼幼集成》卷三)

八、吴瑭

疳者,干也,人所共知。不知干生于湿,湿生于土虚,土虚生于饮食不节,饮食不节,生于儿之父母之爱其子,惟恐其儿之饥渴也。盖小儿之脏腑薄弱,能化一合者,与一合有半,即不能化,而脾气郁矣。再小儿初能饮食,见食即爱,不择精粗,不知满足,及脾气已郁而不舒,有拘急之象,儿之父母,犹认为饥渴而强与之。日复一日,脾因郁而水谷之气不化,水谷之气不化而脾愈郁,不为胃行津液,湿斯停矣。土恶湿,湿停而脾胃俱病矣。中焦受气取汁变化而赤是谓血。中焦不受水谷之气，无以生血，而血干矣。再水谷之精气，内入五脏，为五脏之汁；水谷之悍气，循太阳外出，捍卫外侮之邪而为卫气。中焦受伤，无以散精气，则五脏之汁亦干；无以行悍气，而卫气亦馁。卫气馁，故多汗，汗多而营血愈虚，血虚故肢体日瘦，中焦湿聚不化而腹满，腹日满而肢愈瘦，故曰干生于湿也。医者诚能识得干生于湿，湿生于土虚，且扶土之不暇，犹敢恣用苦寒，峻伤其胃气，重泄其脾气哉？治法允推东垣、钱氏、陈氏、薛氏、叶氏，诚得仲景之心法者也。疏补中焦，第一妙法；升降胃气，第二妙法；升陷下之脾阳，第三妙法；甘淡养胃，第四妙法；调和营卫，第五妙法；食后击鼓，以鼓动脾阳，第六妙法（即古者以乐侑食之义，鼓荡阳气，使之运用也）；《难经》谓伤其脾胃者，调其饮食，第七妙法；如果生有疳虫，再少用苦寒酸辛，如芦荟、胡黄连、乌梅、使君、川椒之类，此第八妙法，若见疳即与苦寒杀虫便误矣；考洁古、东垣，每用丸药缓运脾阳，缓宣胃气，盖有取乎渣质有形，与汤药异歧，亦第九妙法也。

近日都下相传一方，以全蝎三钱，烘干为末，每用精牛肉四两，作肉团数枚，加蝎末少许，蒸熟，令儿逐日食之，以全蝎末完为度，治疳疾有殊功。愚思蝎色青，属木，肝经之虫，善窜而疏土，其性阴，兼通阴络，疏脾郁之久病在络者最良，然其性慓悍有毒。牛肉甘温，得坤土之精，最善补土，禀牡马之贞，其性健顺，既能补脾之体，又能运脾之用。牛肉得全蝎而愈健，全蝎得牛肉而不悍，一通一补，相需成功，亦可备用。一味金鸡散亦妙（用鸡内金不经水洗者，不拘多少，烘干为末，不拘何食物皆加之，性能杀虫磨积。即鸡之脾，能复脾之本性）。小儿疳疾，有爱食生米、黄土、石灰、纸、布之类者，皆因小儿无知。初饮食时，不拘何物即食之，脾不能运，久而生虫，愈爱食之矣。全在提携之者，有以谨之于先。若既病治法，亦惟有暂运脾阳，有虫者兼与杀虫，断勿令再食，以新推陈，换其脏腑之性，复其本来之真方妙。（《温病条辨》卷六）

耐庵曰：积是伤食所致（考《内经》凡饮食血气风寒皆能致积，独小儿则食伤者多），疳因积久而成。面黄肚大罩青筋，体瘦身疮可认。甚则骨蒸潮热，（或）白膜隐隐遮睛，（或）牙龈臭烂肾疳成。可把（六味）地黄汤进。治用三棱、莪术（俱醋炒）、神曲（炒）、二连（胡连、黄连）、君子（使君子去壳，水浸去皮，二钱）、青皮（醋制）、槟榔、芦荟、麦芽（炒）、芜荑（炒）、香附（炒）、陈皮（微炒）并取，南木香同研细末，（猪）胆调陈米成糜，为丸栗子大最为宜（三岁以下须服三分），三分五分（五岁以下五分，微炒）。须酌彼伤目杀精，木鳖（用陈壁土拌炒，去油)、牡蛎(虾)、蛤粉称奇,夜明砂使(君肉焙)等份节,掺入猪肝煮饵(此奇效疳疾猪肝方,每服八分或一钱,用猪肝一片,以竹刀开一口,入药末在内,线扎紧,砂锅炖熟,连汤与病者服)。疳甚发热作渴,更见泻利危哉,蟾仙丸子早安排,免使疳虫肆害,记取蟾蜍三两个(要腹大不跳不鸣,身多块瘰者为佳),将刀细细剁开投,(与)粪蛆食尽取蛆来(取粪蛆一大勺,先置桶中以粪浸之,却将蟾蜍剁碎,投与蛆食,一昼夜,用夏布盛蛆置急水中一宿,取出瓦上焙干为末待用),漂净焙干留待,加上麝香一字,饭丸麻(子)样偏该。只三服便除三灾(每服二三十丸,米饮下,一服虚热退,二服烦渴止,三服泻痢愈,其效如神),方信仙方足爱。

积者阴气也,脏病也,饮食无节,脾不及化停滞中焦,著而不去则血脉凝滞,转输不通而肠胃之络脉伤,络脉伤则血溢于肠外,肠外有寒沫,沫与血相搏,则合并凝聚,而成积矣。其始发也有常处,其痛也不离其部,上下有所穷处。在肝曰肥气,居左胁下,如覆杯。在心曰伏梁,起于脐上,大如臂,上至心下。在脾曰痞气,居胃脘,覆大如杯。在肺曰息贲,居右胁。在肾曰奔豚,发少腹,上下无时,状若豚也。初起在肠胃之内,或胀或痛,可攻可消。轻则大小和中饮,重则赤金豆,攻坚破结之神方也。攻补俱未便者,则芍药枳实丸。消臌胀,除积聚,止腹痛,进饮食,又为补脾调胃之妙剂乎。然而壮人无积,虚则有之。审其神气薄弱者,又当专补脾胃为主,此洁古所谓养正而积自除也。况积多在肠胃之外,募原之间,攻之殊不易及,必且渐渐消磨,斯称圣治,急则败也。或其积久不治,必成疳。疳,干也。在小儿为五疳,在大人为五痨,则其为精血枯竭之症,夫复何疑。盖人饮食入胃,游溢精气,上输于脾,脾气散精,上归于肺,通调水道,下输膀胱,水精四布(水即血),五经并行,则体充发泽,何病之有。脾胃有伤,则治节不行,虽曰饮食,脾已不能输其精气,以灌溉四旁,则五脏干枯,有火无水,而疳已成矣。在肝曰肝疳,白膜遮睛,泻血而瘦,喜咬指甲。在心曰心疳,面黄颊赤,身体壮热。在脾曰肥疳,体黄瘦削腹大,嗜土嗜米。在肺曰气疳,咳嗽气促,鼻痒出涕。在肾曰骨疳,头皮光急,口臭龈烂,身耳生疮,或食自发也。然积者,疳之母,而疳者,积之子也。治疳必先去积,积去则胃气复而疳亦可愈也。但当辨质体之强弱,病情之久暂。强而暂者,可先去积而后扶胃气。弱而久者,当先扶胃气而后去积。若不审虚实,但知攻积,则积未去而疳危矣。《经》曰:毋虚虚,毋实实,此之谓也。扶胃气以四君子汤、六神汤,去积用消疳丸(注上总歌),热盛成利,清热导滞汤。

秘传治法次第

凡看病，必识此病之源委，精察其所以致此之故，确辨其在气在血，是实是虚，然后酌选对症之药治之，虽重必愈。如痧积一症，其始由于伤食，伤食不治，久则成积，积久生热，热久生虫，积热虫三者合，而痧以成也，此痧症不易之理也。热盛虫盛，诸恶症生焉，则痧深而症危矣。善治者，当其始伤于食，即能审其症之轻重，酌量消导之药以治之，一剂可愈（伤之重者，即初起唇口眉间必有晦暗色，再甚则眼眨、口噤、手足搐搦等症，都有极似慢脾风症，但其腹必胀，按之必痛，于此可辨治法。伤之重者，以消导为主，微加健脾之药。伤之轻者，以健脾为主，微加消导之药，一剂便愈。挟风加苏叶、柴胡。若作惊风施治而用驱风化痰、定惊止搐，死不旋踵。此症世医从无一识者，故小儿之死于此症，一年之中盖不知其几万千人矣，哀哉。此症即食即伤，即伤即病。盖饮食入胃，随食随化则无病，一有阻滞则气滞痰生而病作矣。世医以其忽然而来，故多以风治。不知伤食之症，本由脾气之弱，风药泻肺，损不足矣。故古今误治之害，惟伤食死人最多，最速。余义详伤食门）。失此不治，食积久而生痰，痰与食搅成一块，黏滞胃中，留而不去，则为积矣。审其面黄不食，肚大青筋，大便酸臭而已。仍当用前治伤食法，加三棱、莪术，破其积滞则愈（或单用蟾蜍一只，去皮、肠、肚，和秋米煮服，绝妙。或用蟾蜍一只，去肠、肚，于新瓦上焙去烟，加仙子一两，山楂、神曲、麦芽各二钱，陈米糊麻子大，米饮下三五分亦妙。松贤消积散炖猪鸡肝亦妙）。

松贤消积散

朱砂、硼砂、牙硝各一钱，蛤粉二钱。

共为末，掺猪肝炖服。麻后口疮、牙疳，用清胃败毒汤，僵蚕、丹皮、甘草、连翘心、生地、桑皮、沙参、茯苓、银花、黄柏。

若肌肉消瘦，饮食少思，肚大颈细，发稀成穗，项间结核，口鼻头面耳内生疮，则积重成痧矣。到此时，则积生热，热生虫，有火无水，只有清热、消积、杀虫三法，更无别方可治，消痧丸古今第一方也。若牙床腐烂，牙齿脱落，甚则穿腮，则以六味地黄汤吞消痧丸，外用苦茶煎水，洗净，掺白绿香散（铜绿三分），麝香一分半，妇人溺桶中白垢火煅一钱，共为末，掺之。或用人中白（煅）五分，青黛、白僵蚕各五分，冰片一分，寒水石（井水飞过）三钱，牛黄二分（为末,掺亦妙)。若目生云翳,闭合不开,必用奇效疳疾猪肝方(疳积伤目,目未有不闭者,但上下皮未紧闭者易治。目皮若紧闭,虽铁尺也不开者,其症最重。又其眼合闭,有一只闭者、有二只闭者、有先后闭者、有一齐闭者,但闭十二三日者,可断痊愈,闭半月余外或二十余日者,虽开亦瞎矣。两只虽闭却有先后,先者二十余日,后者终十余日,救得一只。须知)。再甚,发热不止,烦渴不止,泻痢不止,则危甚矣。解用蟾仙丸可救十七,治疳之秘诀秘方,尽泄于此,能者从之(疳泻无冷症,故温之而益甚,清之、消之而自愈)。

大和中饮 治饮食留滞积聚等症。

大和中饮陈(皮)枳(实)砂(仁),泽(泻)(厚)朴唐球(即山楂)并麦芽。

小和中饮 小和(中饮)扁豆陈皮(甘)草,楂肉云苓厚朴伙。

芍药积实丸 治食积痞满及小儿腹大胀满,时常疼痛,脾胃不和等症。

赤芍(酒炒)二两,枳实(麦炒)一两,治积痛,陈皮一两,白术二两,四般供。荷叶汤煮秋米丸,白汤吞下法宜用(如梧子大,白汤下百余丸)。

肥儿丸 肥儿丸治儿疳积,芜荑神曲麦芽(黄)连,等分俱炒同为末,猪胆汁丸妙欲仙(如黍米大,木通汤下二三十丸)。

大芦荟丸 大芦荟用白雷丸,鹤虱青皮并二(胡黄)连,(芜)荑炒木香蒸饼捣,丁奚哺露此方先(麻子大,白汤下一钱。丁奚,手足极细,顶骨高,尻削体瘦,哺露,虚热往来,头骨分开,二症亦疳类)。

赤金豆 赤金(豆)生附(子、切、略炒,二钱)并巴霜(去皮膜,略去油,一钱五分),皂角(妙微焦,二钱)朱砂(二钱为衣)丁(香)木香(各三钱),轻粉(一钱)竹黄(三钱)蒸醋饼,为丸消积此真良。

右为末,醋浸蒸饼为丸(卜)子大,朱砂衣,欲渐去者,服一二十丸,用滚水或热茶送下,服后若利不止,饮冷水一二口即止。(《医学精要》卷二)

第二节 近现代医家医论医话

一、徐小圃

疳证又称疳、疳积。本病属于慢性疾患,多因饮食不节、喂养不当,或药物误投、病后失调等损伤脾胃,运化失职,脏腑失养,气液干涸而形成。宋代钱乙谓："疳皆脾胃病，亡津液之所作也。"临床可见有各种脾胃失调、气血衰惫的证候，如形体羸瘦、面色无华、精神困倦、潮热盗汗、发枯如穗、懊侬善啼、胃纳不振或嗜食异物、腹膨露筋、大便完谷不化、尿若米泔等。徐小圃治疗本病以调理脾胃为主，药如白术、党参、山药、茯苓等，从《小儿药证直诀》七味白术散（人参、白术、茯苓、甘草、藿香、木香、葛根）化裁。脾虚兼夹食积者，加鸡金、山楂、六曲等寓消于补；兼潮热者，加银柴胡、青蒿、胡黄连之类以清疳热；肝阳上亢，懊侬善啼者，加合欢皮、磁石、龙齿等宁神除烦；嗜食善饥，乃胃强脾弱之征，选加川石斛、胡黄连、五谷虫等清胃消疳；有虫积者，先予驱虫，药如使君子肉、芦荟等；腹大露筋者，加干蟾、三棱、莪术等消疳化积破气；病久成损者，加黄芪、当归、山药、黑枣等益气养血；阴津亏损见口干舌光者，加熟地、石斛、乌梅等养阴生津，脾肾阳虚见面浮肢肿、色㿠、畏寒溺清者，加附子、肉桂等温补脾肾，飧泄清谷者，加地姜、肉豆蔻、诃子等温中涩肠，脾病及肝，肝失血养，两目起翳者，加沙苑子、枸杞子等养肝补血，如有瘰疬（痰核），选加牡蛎、海浮石、海螺、昆布消散软坚。（《徐小圃医案医论集》）

二、董廷瑶

疳积为儿科四大症（痧、痘、惊、疳）之一。疳积之成，起于脾胃失调；水谷入胃，赖脾运化，水谷精微变为气血，灌溉诸脏，营养一身。有"水谷素强者无病，水谷减少者则病，水去谷亡者则死"的说法。《小儿药证直诀》云："疳皆脾胃病，亡津液之所作也。"说明疳积之形成是由于脾胃之损伤，维持机体各部营养及生长所必需的物质缺乏，以致全身气血虚惫，出现一系列虚弱干枯的症状。如初起常见身热潮热，面黄肌瘦，久则头皮光洁，毛发焦枯，腮缩鼻干，两目昏烂，睛生白翳，喜暗憎明，揉鼻挦眉，肚大青筋，尿浊泻酸，啮衣咬甲，口馋嗜食，并嗜异物，对炭、米、泥土等甘之如饴。此皆疳证病机、症状之特征也。

疳积的病因，历代儿科医家均认为主要与喂养不当有关。以襁褓幼婴，乳哺未息，即三五岁的孩提，胃气未全而谷气未充，父母不能调将，以舐犊之爱，令其恣食肥甘，瓜果生冷及一切烹煎烩炙之品，朝餐暮啖，渐致积滞胶固，积久生虫，腹痛泻利，而诸疳之症作矣。万密斋谓："小儿太饱则伤胃，太饥则伤脾。"过饥过饱，脾运失常，疳之由也。又有攻积太过，损伤胃气，亦可成疳。另有因吐泻、疟、痢等病之后，津液耗亡，乳食减少，调治失宜，而成疳者。

"疳"之病名,有两种涵义:一说疳者"甘"也。认为小儿饮食失调,过多地恣食肥甘生冷,损害脾胃功能,形成积滞,日久致疳。另一说疳者"干"也。认为是津液干涸,形体羸瘦,每多营养不足,是为疳证。显然,前者是指病因,后者是指病机,两种解释在认为疳发于脾胃损伤上,则是一致的。或有人问:中华人民共和国成立以来,生活安定,城市小儿,疳证反多,其故安在?答曰:主要原因是过于溺爱,一味依顺,致任意恣食,饥饱无度。诸如瓜果杂食、棒冰冷饮、巧克力等超额给养,胃气先伤;而正常的谷食,反而少进。久而久之,运化失司,气滞食积,致成疳证。此即疳者"甘"也之谓也。

综上可见,疳之成病有以下四点因素:

(1)乳儿脏腑娇嫩,肠胃未坚,乳食杂进,耗伤脾胃,易成疳积。

(2)小儿断乳以后,犹恋乳食,生养不足,脾气暗耗;同时饮食乖度,恣意饮啖,因而停滞中焦,日久成积,积久成疳。

(3)小儿食不运化,并感染虫卵,蕴酿成虫;虫既内生,口馋嗜异,虽能食而不肥,则疳证成焉。

(4)小儿吐泻之后,中气不复;或因妄施攻伐,津液枯竭,均使肠胃虚惫,食滞而结,终致疳积。

至于前贤尚有五疳之分,及多种疳积之名,然总不外伤及脾胃而变生诸证。诚如先辈所云:"大抵疳之为病,皆因过餐饮食,于脾家一脏,有积不治,传之余脏,而成五疳之疾。"(《幼科释谜》)《幼科发挥》亦云:"虽有五脏之不同,其实皆脾胃之病也。"因此,治疳之法,总不离乎脾胃;且疳之为病,脾胃虚弱为本,即热者亦虚中之热,寒者亦虚中之寒,积者亦虚中之积。所以古人于疳证,治积不骤攻,治热不过凉,治寒不峻温。我们根据前人之法,结合自己临床经验,在治疗中,视患儿体质之强弱、病情之浅深,使用补消二法。其初起或虽久而体尚实者,予先消后补法;对病久体质极虚者,用先补后消法;此外还有三补七消,半补半消,或九补一消等法,均据患儿具体情况而定。待其脾胃化机逐渐恢复,则相应渐次侧重于滋养强壮。同时,还往往配合针刺四缝穴,以振奋中气,激动化机,在临床上确有加速疗效的功用。

董氏家传疳积经验方

诸方主治疳积羸瘦,面色萎黄,口馋嗜食,发结如穗,泻下酸馊,水谷不化,或腹部胀硬等症,分别以消为主,或消扶兼施,或以补为主。其方如下。

1. **甲方** 煨三棱,煨莪术,炙干蟾腹,炒青皮,陈皮,广木香,醋炒五谷虫,胡连,佛手柑,焦山楂,炒莱菔子。适应疳积已成,腹部膨硬,而形体尚实者,本方以消为主。

2. **乙方** 米炒党参,土炒白术,茯苓,清甘草,陈皮,炒青皮,醋炒五谷虫,炒神曲,煨三棱,煨莪术。适应疳证而体质较虚,或服消疳药后其疳渐化。本方以半补半消为主。

3. **丙方** 米炒党参,土炒白术,茯苓,清甘草,陈皮,怀山,炒扁豆,五谷虫,炒神曲。适应疳证渐趋恢复,宜调补为主,参以少量消导之品。

上列数方,为临床所常用者,但并非刻板套用,必须随证化裁。如飧泄清谷者,加炮姜、煨肉豆蔻、诃子肉等;疳热不清,加胡黄连、青蒿;面白自汗肢冷,里阳虚者,加附子、肉桂;舌光剥而口干唇红,阴液亏者,加生地、麦冬、石斛、乌梅等。白膜遮睛、两目羞明者,加谷精珠、夜明砂、密蒙花、鸡肝散等;兼虫积者,加使君子、苦楝根皮,及诸如雷丸、芜荑、槟榔、贯众等。如兼患牙疳,以牙疳散外敷。若兼见其他诸脏病症者,须辨证灵活论治。疳化以后,当用参苓白术散加减调理。

附:牙疳散方 用于疳积引起牙疳出血,龈烂口臭。药物:人中白(煅存性)、绿矾(烧红)、五倍子(炒黑)各 6 g,冰片 0.6 g,共研细末。用时先将患处以温水拭净,然后敷之。每日 2～3 次。本散无毒。

参苓白术散加减方 用于疳积已消,脾胃尚未复原者,宜以本方调扶之。药物:党参,炒于术,茯苓,怀山药,炒薏苡仁,炒扁豆,莲子肉,陈皮,炙甘草,生姜,红枣。

关于针刺四缝穴问题,这是重要的辅助手段。针刺四缝治疗疳积,早见于《针灸大成》。四缝为经外奇穴,位于两手除拇指外其余四指的掌面,由掌起第 1 与第 2 节横纹中央即是。其法以三棱针深刺穴位,1.5～3 mm,刺出稠质黏液。疳重者全是黏液,轻者黏液夹血,未成疳者无黏液而见血。间日或三四日刺 1 次,一般刺 3～6 次,黏液渐少,直至无黏液仅见血。四缝穴的部位与三焦、命门、肝和小肠有内在联系,针之可调整三焦,理脾生精。不但能加速疗效,且在诊断上亦有鉴别与预后的意义。(《幼科刍言》)

三、奚伯初

奚氏对疳积的论治,特点在于先天重于后天,脾肾必须兼补。认为历代儿科书籍中,都强调脾胃方面,而很少考虑到脾肾两经同病的问题。不知疳积之形成,必先天不足与后天不敷两因相并所致,先天属肾,后天属脾,故治疗必须脾肾兼补也。患疳积之儿,其色不华而毛发焦者,血不足也;形不壮者,气不足也。形不足则补之以气,精不足则补之以味,此为治疗之总则。临床所见先天不足或断乳太早之儿,其症为面色少华,发枯如穗,形瘦口渴,善纳易饥,大便不实,小溲清长等,但其胃气仍属旺盛,故治当以营养为主,药饵为辅,嘱吮新产母血乳为最佳。能吮则吮,若不能吮,则每日喂服血乳两盅,2~3个月即愈。疳积患儿,大多津液干涸,故不时口渴,但禁忌喝水,当以牛乳冲淡代之,一面以新谷二两煮粥,用黄芪三钱、红枣六枚煎汁冲入,大有益气补血之功;并以鸡鸭血佐餐(猪血亦可)。既可补血,又易消化。如此调理,时间愈长愈佳,未有不愈者。处方不过养阴扶正、健脾和中而已。良以疳积之为病,皆虚所致。《幼幼集成》说:"即热者亦虚中之热,寒者亦虚中之寒,积者亦虚中之积;故治积不可骤攻,治寒不宜峻温,治热不可过凉者。虽积为疳之母,而治疳必先于去积,若遇极虚者而迅攻之,则积未去而疳危矣。"

若先天禀赋充沛,纯因断乳后恣食甘肥杂物,或食不洁之物,感染诸虫,以致损伤脾胃,日久肌肉消瘦,肚大腹膨者,亦称"疳积"。但此种疳积,与前者病机不同,不作脾肾立论,应以脾胃论治,主消积化虫、调和脾胃。至于驱虫药的施用,须度其缓急,选择适应方剂。常用者如乌梅丸、化虫丸、追虫丸等。如虫痛暴作,叫哭不休,声彻邻里,头汗阵阵,面色惨白,呕吐清涎,此系乌梅丸之适应证。因方中乌梅性酸,虫得酸则伏;黄连、黄柏极苦,虫得苦则安;附子、干姜,川椒性温而味辛,虫因寒而动,得温则宁;其余当归、人参,不过补脾而已。故此方对镇痛安蛔则有功,而对驱虫则乏力,急者宜之,缓者不宜。若痛不骤急或剧痛偶作,胃气旺盛者,应以化虫丸、追虫丸为主方。因化虫丸中之鹤虱、苦楝、使君子、槟榔,追虫丸中之雷丸、黑丑等,对驱虫有独特之功。虽驱虫不脱此二法,但奚氏处方必佐以炙百部三钱、胡黄连一钱,疗效尤著。(《近代中医流派经验选集》)

四、江育仁

疳证是由于喂养不当，或因多种疾病的影响，导致脾胃受损，气液耗伤而形成的一种小儿慢性病证。临床以形体消瘦，面黄发枯，精神萎靡或烦躁，饮食异常，大便不调为特征。"疳"有两种含义：一为"疳者甘也"，谓其病由恣食肥甘厚腻所致，是从病因而言；二为"疳者干也"，是指病见气液干涸，形体干瘪消瘦的临床特征，是从病机和症状而言。由于本病起病缓慢，病程较长，迁延难愈，严重影响小儿生长发育，甚至导致阴竭阳脱，卒然而亡。故前人视为恶候，列为儿科四大要证之一。

以前由于生活水平低下，本病发病率较高，可见于各年龄儿童，且无明显的季节性。随着生活水平和医疗水平的提高，发病率逐渐降低，病情也逐渐减轻。江育仁参照古代文献资料，结合病程和病情，执简驭繁，将疳证分为疳气、疳积、干疳三证。目前多见于5岁以下儿童，且以疳气为主，干疳少见。

1. **诊察要点**　疳证的临床诊断有以下五点：① 有明显的脾胃功能失调的临床表现。② 形体消瘦，体重少于正常值15%～40%，面色不华，毛发稀疏枯黄。严重者形体干枯羸瘦，体重可低于正常值40%以上。③ 精神异常。④ 有喂养不当或病后失调病史。⑤ 贫血者血红蛋白及红细胞数都减少。出现肢体水肿，属于营养性水肿者，血清总蛋白量大多在45 g/L以下，血清白蛋白常在20 g/L以下。

临床上首先要与积滞鉴别，两者同为脾胃疾患，均不思饮食，大便不调，然而积滞病程短，以不思乳食，食而不化，嗳腐吞酸，腹胀满，大便酸臭为特征；疳证以形体消瘦，伴见精神症状。两者也有联系，积滞日久可转化为疳证。其次要与痨病鉴别，痨病通常指结核病，虽然也有形体消瘦，此外尚有低热、盗汗、咳嗽、乏力等症，病位在肺肾。

2. **辨证要点**

（1）辨病因：疳证的病因有饮食喂养不当，多种疾病影响及先天禀赋不足等，临床上多种原因互相掺杂，应首先辨别其主要病因，掌握重点，以利指导治疗。

（2）辨轻重虚实：疳证之初期，症见面黄发稀，易发脾气，多见厌食，形体消瘦，症情尚浅，虚象较轻；疳证发展，出现形体明显消瘦，并有肚腹膨胀，烦躁激动,嗜食异物等,症情较重,为本虚标实;若极度消瘦,皮肤干瘪,大肉已脱,甚至突然虚脱,为疳证后期,症情严重,虚极之证。

（3）辨兼证:疳证的兼证主要发生在干疳阶段,临床出现眼疳、口疳、疳肿胀等。皮肤出现紫癜为疳证恶候,提示气血皆干,络脉不固。疳证后期干疳阶段,若出现精神萎靡,面白无华,杳不思纳,是阴竭阳脱的危候,将有阴阳离决之变,须特别引起重视。

疳证患儿的食欲不同于正常小儿,常有三种异常的不同表现:① 不思乳食:食欲不振,甚则拒食。这种情况应与厌食病相区别。② 偏食异食:偏食多为不良饮食习惯所为,也可能是由于体内某种营养素的缺乏所致。异食如喜食木炭、泥土生米等,多为虫积所致。③ 嗜食:常表现为多食多便。胃有虚火则多食,脾虚失运则多便,即胃强脾弱证候。

3. 分证论治 顾护脾胃:疳证的治疗应重视顾护脾胃,注意津液消长,辨明虚实,消补合度。组方选药应比较平和,避免大补大消之品,可补脾运脾法同用。用药大致有以下四类:① 健脾益气药:如党参、黄芪、白术、大枣。② 健脾化湿药:如薏苡仁、茯苓、苍术、砂仁等。③ 健脾消食药:如谷芽、麦芽、鸡内金、山楂等。④ 健脾行气药:如青皮、陈皮、枳壳等。经临床运用表明,补运兼施是治疗疳证的可靠疗法,在促进患儿消化吸收功能方面有较为确切的疗效,值得深入研究。

肝脾同治:除顾护脾胃外,还须肝脾同治,因"食气入胃,全赖肝木之气以疏泄之,而水谷乃化",所以,肝的疏泄功能对维护脾胃正常运化起着重要的作用。疳证病机特点为不离乎脾胃,也不局限于脾胃,特别是疳气证,脾病及肝,土虚木旺,所以肝脾同治也是治疗疳证的重要方法之一。

疳证的发病机制总在脾胃虚损,气液耗伤。病机属性以虚为本。故其治疗原则总以顾护胃气为本,慎勿损伤胃气,"有胃气则生,无胃气则死"。① 疳气证的病机特点为脾虚失运,肝木亢旺,症状表现以消瘦、长期厌食为主,体重一般低于正常同性别儿童体重均值的 15％,多伴有食后腹胀呕恶,性急易怒,多汗等症状。治疗疳气证,因其虚象不显无须大补,积滞不显不可过消,且壅补则阻碍气机,峻消则恐损伤正气,唯有采用平和之剂合健脾助运之品调和脾胃,方可达到补而不滞、消不伤正的目的。且因脾病及肝,当同时治肝护脾,可采用补脾、运脾、平肝三法合用治疗。常用药有党参、黄芪、苍术、鸡内金、麦芽、陈皮、牡蛎等,以益气健脾,和中化湿,消食开胃配合运用。② 疳积证虽以消积理脾为原则,但应视全身情况而有所区别,一般采用"壮者先去其积而后扶胃气,衰者先扶胃气而后消之"方法施治。同时也应根据积的不同,给予不同的消积之法,食积者重在消食导滞化积,气积者重在理气行滞消积,虫积者重在驱蛔杀虫消积,血积者重在活血化瘀消积。③ 干疳证以补益气血为主,但此时脾胃虚败,应防虚不受补,用药切忌过于温燥和滋腻,可佐用少许醒脾开胃助运之品,扶助运化。④ 出现兼证应随证治之,在主要治疗兼证同时,要考虑有疳证存在的因素,兼顾治之。

(1)主证

1)疳气:初起病情尚轻,仅表现脾胃不和,运化失健之证。症见形体略较消瘦,面色萎黄少华,毛发稀疏,食欲不振,或能食善饥,大便干稀不调,精神欠佳,易发脾气,舌淡红,苔薄微腻,脉细。

治法方药:治以和脾健运。用资生健脾丸加减。

常用药:党参,白术,山药,茯苓,薏苡仁,泽泻,藿香,白豆蔻,山楂,神曲,麦芽。

腹胀嗳气,厌食,苔厚腻者,去党参、白术、山药,加苍术、陈皮、鸡内金以运脾燥湿,理气宽中,消食助运。大便溏者,加少量炮姜以温运脾阳;大便干者,加决明子、莱菔子以润肠通便;能食善饥属胃火偏亢,易发脾气缘脾虚肝旺,故加胡黄连、决明子以清火除烦。

2)疳积:本证多由疳气发展而来,属病之中期,脾失健运,积滞内停,壅滞气机,发为疳积。症见形体明显消瘦,面色萎黄无华,肚腹膨胀,甚则青筋暴露,毛发稀疏如穗,精神不振或易烦躁激动,睡眠不宁,或伴揉眉挖鼻,咬指磨牙,动作异常,食欲不振或多食多便,舌淡,苔薄腻,脉沉细。

治法方药:疳积证属虚实夹杂证,其本为虚,其标为实,形瘦面黄为虚,腹大膨胀为实。应视情确定先消后补或先补后消,还是消补兼施,消补各施多少,也应审证而定。治以消积理脾法,常用消疳理脾汤加减。

常用药:三棱,莪术,芜荑,槟榔,使君子,青皮,陈皮,黄连,胡黄连,灯心草,麦芽,神曲,甘草。

疳之有积无积,在于腹之满与不满,腹满者多有积滞。积有食积、虫积、气积、血积之分。食积为主者脘腹胀满,叩之音实,加苍术、鸡内金以运脾消食化积;虫积者腹中可扪及索条状癥块,推之可散,用本方治疗同时可加用西药驱虫药;若无虫积,去芜荑、使君子;气积者大腹胀满,叩之如鼓,时有疼痛者,加枳实、木香以行气止痛;血积者右肋下癥块质硬,腹胀青筋显露,加柴胡、郁金、丹参以疏肝理气,活血化瘀,或改用膈下逐瘀汤。脾虚多食积少,形体瘦,加党参、白术、山药以健脾益气,或用肥儿丸加减;性情急躁易怒,动作异常加决明子、钩藤、白芍以清火柔肝;多食多便乃是胃有虚火,脾虚失运,即胃强脾弱所致,加知母、白术以清胃火补脾气;飧泄清谷者加炮姜、肉豆蔻以温运脾阳;舌红,苔剥,口干者,去黄连,加石斛、沙参、麦冬以养阴生津。

疳积证多见于疳证的中期,为虚实夹杂之证,证情较重,在临床辨证时要注意以下两点:一辨虚实的轻重程度,大多数患儿虚实之证均为显著,若体质比较强壮,病程较短者,实多虚少,反之则虚多实少。虚证指脾虚津亏,症见神萎气弱,消瘦发枯,舌淡,脉细;实证指积滞内停,症见肚腹胀大,按之胀实,饮食异常,大便不调,苔腻,脉弦。二要辨郁热的轻重程度,郁热之证主要表现在精神烦躁,烦哭不宁,睡中龂齿,夜热盗汗,食欲亢进嗜异,多食多便,或便秘,小便短黄等。疳积郁热不仅造成脾胃积热外,还常影响他脏,如烦躁啼哭为心热,龂齿磨牙为胃热,食欲亢进嗜异,多食多便是胃有伏热,脾运虚弱,揉眉挖鼻,动作异常为肝热,此证中夜热盗汗不可当作阴虚看,是因积热外蒸,津液外泄所致。

3) 干疳:本证为疳之重候,出现于疳之后期,皆由脾胃衰败,津液消亡,气血俱虚所致。症见极度消瘦,呈老人貌,皮肤干瘪起皱,皮包骨头,精神萎靡,啼哭无力且无泪,毛发干枯,腹凹如舟,杳不思纳,大便稀溏或便秘,时有低热,口唇干燥,舌淡或光红少津,脉沉细弱。

治法方药:干疳之证是为虚证,治疗应补益气血。然而,如脾胃衰败,食欲不开,前人言"有胃气则生,无胃气则死"。应当先调脾开胃,诱其食欲,食欲开,才能进补。大补者八珍汤。

常用药:党参,白术,茯苓,炙甘草,当归,熟地,白芍,川芎。

面色㿠白,舌淡,脾阳虚者,去熟地、白芍,加炮姜、附子以温阳助运;舌干红无苔者,加乌梅、石斛、麦冬以酸甘化阴;杳不思纳者加陈皮、砂仁、焦山楂以鼓舞胃气,醒脾助运;时有低热,汗出不温者合桂枝龙骨牡蛎汤加减治疗。

（2）兼证：出现于疳积重证和干疳阶段。疳证日久，气血虚衰，全身失养，必累及其他脏腑受病，而出现兼证，如脾病及肝，肝开窍于目，肝血不足，肝之精气不能上荣于目，可见两目羞明，眼珠混浊，白翳遮睛之"眼疳"；脾病及心，心开窍于舌，心火内炽，循经上炎，则见口舌糜烂或生疮之"口疳"；脾病及肺，土不生金，肺气受损，则易反复外感，或出现咳嗽、潮热等"肺疳"；脾病及肾，肾主骨，肾精不足，骨失所养，久则骨骼畸形，出现"鸡胸""龟背"、肋缘外翻等"骨疳"；脾病日久，中阳失展，气不化水，水湿泛溢肌肤，出现全身水肿之"疳肿胀"等。脾虚气不摄血，血溢脉外，可见皮肤紫斑出血；甚则脾虚衰败，元气耗竭，阴阳离绝而卒然死亡。

兼证是标，本证是本，兼证必定是在本证基础上出现的，治疗根据"急则治标，缓则治本"的原则，先治其兼证之急，兼证治愈了再治其本证。

1）眼疳：两目干涩，畏光羞明，时常眨眼，眼角赤烂，目睛失泽，甚则黑睛混浊，白睛生翳，夜晚视物不清等。

治法方药：治以养血柔肝，滋阴明目。用石斛夜光丸加减。

常用药：石斛，天冬，麦冬，生地，枸杞子，青葙子，菊花，黄连，牛膝，茯苓，川芎，枳壳。

夜盲加服羊肝丸，这是中医"以脏补脏"的理论；西医认为夜盲与维生素 A 缺乏有关，应补充维生素 A。

2）口疳：口舌生疮，口腔糜烂，秽臭难闻，面赤唇红，烦躁哭闹，小便黄赤，或发热，舌红，苔薄黄，脉细数。

治法方药：治以清心泻火。用泻心导赤汤加减。

常用药：黄连，灯心草，朱茯苓，甘草梢，川木通，淡竹叶，连翘，生地，玄参，麦冬。

外用冰硼散或珠黄散搽口腔患处。

3）疳肿胀：足踝、目胞水肿，甚则四肢水肿，按之凹陷难起，小便短少，面色无华，全身乏力，舌淡嫩，苔薄白。

治法方药：治以健脾温阳利水。用防己黄芪汤合五苓散。

常用药：黄芪，白术，甘草，桂枝，茯苓，猪苓，泽泻，汉防己，生姜，大枣。

四肢不温，腰以下肿甚，偏于肾阳虚者，加附子、干姜以温肾阳以利水，或用真武汤加减。（《江育仁儿科经验集》）

五、王烈

肥儿丸是未登大雅的名药,几乎是家喻户晓,肥儿丸所治疾病不讲即明,是常用的肥儿药物。但是,肥儿丸的问世不止一家,从宋代的《太平惠民和剂局方》立有肥儿丸,继金元及明清均有肥儿丸,名虽同治相异,其药组成有别。兹将将国内仅遴选的六家肥儿丸及从日本回归的《儿科方要》所载的肥儿丸一共七家,现分别介绍其家门及方药。

(1)宋代《太平惠民和剂局方》为太医局编的处方配本。肥儿丸组成:炒神曲,黄连,肉豆蔻,使君子,炒麦芽,槟榔,木香。猪胆汁和丸,粟米大,每服30丸,主治疳瘦。

(2)宋代《洪氏集验方》为洪遵撰。洪氏生于北宋,卒于南宋。荫补高官,关注医药,收集验方167首,分6卷出刊。其中肥儿丸组成:黄连,芜荑,神曲,大麦芽。共末,猪胆汁和丸,绿豆大,每服30~50丸,食后开水下。主治疳热不化。

(3)元代《卫生宝鉴》为罗天益撰。罗氏师从李杲(字明之,晚号东垣)门下十余载。所著宝鉴有肥儿丸,其组成:炒麦芽,川黄连,芜荑,炒神曲,胡黄连。研末,猪胆汁和丸,麻子大。每服30丸,米汤下。主治食少不化,腹满而瘦。

(4)元代《丹溪心法》为朱丹溪著述。朱氏为金元四大家之一。书中肥儿丸由芦荟、胡黄连、芜荑、炒神曲、黄连、白术、山楂组成。共末,猪胆汁和丸,如粟米大,每服60丸,食前米汤下,主治疳积。

(5)明代《幼科发挥》为万全撰。万氏三世称医,著名于世。著述颇多,《幼科发挥》所述肥儿丸,药物有人参、白术、茯苓、山药、莲子肉、当归、青皮、木香、砂仁、使君子、神曲、麦芽、陈皮、桔梗、炙甘草。为末,荷叶浸水煮粳米粉糊为丸,麻子大,每服15丸,米汤送下。主治脾胃两虚,食少体瘦。

(6)清代《医宗金鉴·幼科心法要诀》为吴谦主编,乾隆御敕,集天下良方而成。吴氏系太医院院判,供奉内庭,医术高超,著述颇丰。《幼科心法要诀·脾疳》曰:"脾疳面黄肌消瘦,身热困倦喜睡眠,心下痞硬肿满胀,卧冷食泥腹痛坚,头大颈细食懒进,吐泻烦渴便腥黏,攻积消疳肥儿治,补脾参苓白术先。"肥儿治即用肥儿丸治疗。组成:人参,芦荟,白术,胡黄连,茯苓,黄连、使君子、炒神曲、炒麦芽、山楂、炙甘草。为末，黄酒糊为丸，泰米大。每服20～30丸，米汤化下，主治脾疳。

(7)《海外回归中医善本古籍丛书·儿科方要》丛书主编郑金生。《儿科方要》著者吴元溟，明代万历间，随父业医，多善举，82岁卒。其所著《儿科方要》，国内无存，但流传日本，回归祖国。2003年再版问世。其中祖传应验方肥儿丸，专列一栏，其谓：肥儿丸由白术、苍术、厚朴、陈皮、三棱、香附、山楂、荸荠、莲肉、麦芽、神曲、山药、人参、甘草、莪术、萝卜子、使君子、白茯苓、砂仁、木香、藿香、益智仁、白豆蔻、肉豆蔻、槟榔组成。共为细末，炼老蜜为丸，丸重5.5g，食后1丸，每日2次，白汤调服。主治疳积。以上不同时代的肥儿丸，其组方大同小异，主治均为疳积病。在旧社会小儿营养普遍低下，发育又有失调，因此，食少体瘦为主的疳积病发病率高，素有痘、疹、惊、疳为小儿四大证。所以，肥儿丸应运而生，历代均以肥儿为旨，广为应用。回顾笔者于1969年研制的进食散和治疳散，主要用于小儿厌食和疳积之治。此二散原称肥儿散，但病家认为社会发展到今天，小儿体胖者渐多，厌食者多因饮食不当所致，与贫饥无关。故用肥儿散之称，病家担心肥儿。所以，进食散、治疳散之易称颇受欢迎。进食散与治疳散收载于王烈著《婴童翼集》一书。进食散（苍术、龙胆草、佛手、山楂、石菖蒲）主治厌食。治疳散（当归、麦芽、胡黄连、人参、槟榔、芜荑）主治疳积。（《婴童卮话》）

六、时毓民

疳证是因小儿脾胃虚损、运化失常、吸收功能障碍，以致肠腑失养、气液干涸、形体羸瘦、影响生长发育的诸多病证的总称，现代医学认为属于营养不良及慢性营养消耗性疾病。病变在脾胃，钱乙有"疳皆脾胃病，亡津液之所作也"的论述。时毓民认为，小儿疳证多由于先天不足、喂养不当及各种疾病引起脾胃受损、气液耗伤，脾失健运所致，脾胃失调是形成疳证的重要原因。这与小儿时期"脾常不足"的生理特点有关。由于饮食不节，壅聚中焦可酿成湿热积滞，损伤脾胃。在治疗中始终遵循辨证论治原则，把握"脾贵健运"这一关键，以调和脾胃、恢复运化功能为主，做到有滞当清，对兼湿热者先用清热化湿中药，待湿热清除后再改用健脾益气药，药用党参、黄芪、茯苓、生薏苡仁、陈皮、炒麦芽、生山楂、大枣，结合辨证随症加减，面色萎黄贫血者加当归、何首乌或女贞子;便秘加枳实;泄泻加山药、扁豆;夜寐不宁加五味子。时毓民运用健脾益气化湿法治疗小儿疳证 52 例,其中,脾虚型 37 例,脾虚兼湿热型 15 例,经用上方治疗,总有效率达 98％。(《跟名医做临床·儿科难病》)

七、李乃庚

1. 土虚木旺是基本病机 纵观疳证的初、中、后三期,都以胃纳异常,肌体消瘦,夜眠不安,急躁易怒为特征。李乃庚认为此常因禀赋不足,喂养失宜或治疗失当,使脾胃受损。脾胃乃后天之本,"五脏六腑皆禀气于胃",人的脾胃运化正常,才能输布水谷精微,营养脏腑和四肢百骸,反之,脾胃受伤,则水谷精微供应不足,久而久之易成疳证。疳证之"疳",含"甘""干"之意,即因过食"肥甘",而成"干瘦如柴"之病。"无积不成疳",过食肥甘,还会积食化热,积食之热,内耗津液,外消肌肉,日久耗伤肝阴,肝气横逆,使患儿急躁易怒,日夜不安,喜俯卧,或磨牙。此乃肝旺失制,乘脾犯胃,成土虚木旺之征。这一特征常贯穿于疳证的始终。钱乙《小儿药证直诀·脉证治法》曰:"疳皆脾胃病,亡津液之所作也。"故土虚木旺是疳证的基本病机。

2. 培土抑木是基本治法 小儿疳证,主要是肌肉瘦削,脾主肌肉,故治疗小儿疳证,要始终不忘健运脾土,脾土健则五脏安。怎样才能使疳证患儿脾土健旺,去运化水谷精微生肌长肉滋养百骸呢? 这就要辨证论治,首先要分清疳证的寒、热、虚、实。属热者,多为脾弱肝横,木火盛而生内热,症见知饥嗜食,形瘦骨立,色悴善啼,大便干结,舌苔薄黄质红。属寒者,多为中虚土败,脾胃伤而真阳不足,症见纳呆食少,大便完谷,神萎烦躁,大肉瘦削,舌苔薄净质淡。热可兼实,寒可兼虚。但是光分寒热虚实还不够,因为疳证病程长,往往虚中有实,实中有虚。有积者治其积还要顾其虚;治虚者补其虚还要消其积。必须权衡虚多实少或实多虚少。实者如食积、瘀滞、痞块、虫证等标病;虚者多为脾胃虚弱,热者土虚水耗;寒者中虚土败。而培土抑木又是疳证的基本治法。

初期多实,常用消积滞、抑肝木之剂,选消积汤为主方。处方:海南子,五谷虫,胡黄连,大腹皮,焦三仙,茯苓,制半夏,陈皮,连翘,钩藤等。

中期多虚实相挟,常用消补兼施,培土抑木,选肥儿汤为主方。处方:党参,白术,茯苓,白芍,陈皮,白蒺藜,胡黄连,钩藤,使君子,焦山楂,炒麦芽,莱菔子,甘草等。

后期多虚,以补为主,轻者方选参苓白术散加减。处方:党参,白术,茯苓,炒扁豆,陈皮,山药,山楂,炒白芍,胡黄连,钩藤,薏苡仁,砂仁,大枣。

后期尚有易饥嗜食,善啼形瘦,大便干或完谷不化,当健脾消疳,潜镇安神。处方:黄芪,白术,朱赤苓,鸡内金,炒白芍,胡黄连,磁石,龙齿,合欢皮,夜交藤,干蟾皮,五谷虫,乌梅炭,黑大枣 5 个。后期气血大虚或成疳肿胀者,要大补气血,防其因虚致脱。选可保立苏汤为主方。处方:黄芪,人参,白术,甘草,当归,白芍,钩藤,胡黄连,酸枣仁,山茱萸,枸杞子,补骨脂,核桃(打碎)。

3. 其他疗法

(1) 刺四缝穴:疳积哭闹不安,夜眠不宁,易怒咬人,日渐形瘦者。可在两手四缝穴消毒后,用三棱针点刺四缝穴,并挤出少量黄色或白色黏稠液,隔 4～7 日可再点刺,此疗法对缓解患儿急躁哭闹的效果明显。

(2) 捏脊:《内经》指出"中央为土,病在脾,俞在脊"。俞者为人体精气集散转输的枢纽,疳乃脾之病,捏脊可以调节脾气,输散精气,故能治疳证。现代研究捏脊有助于患儿血清胃泌素下降至正常,使食欲好转,体重增加。捏脊治疗厌食有效果。

方法是让小儿裸背俯卧,操作者以拇指和示指合力将脊背皮肤捏起,然后示指向前推,拇指向后拉,翻卷皮肤前进。从尾骶部捏起,沿脊柱两旁向上推捏至第 7 颈椎为 1 遍。捏第 3 遍时,每捏 2～3 下,将皮肤向上提捏 1～2 下,连续 5 遍为治疗 1 次,20 次为 1 个疗程。

(3) 肉汤擦洗:重症疳积,阴虚气弱,形体消瘦,肌肤干枯无汗,甚则肌肤甲错者,用生肥猪肉 100 g,制何首乌 30 g,浓煎去渣,候温热,用纱布蘸肉汤擦洗全身皮肤,每日 1～2 次,7～10 日为 1 个疗程。能使患儿肤色转润,精神好转,辅助内治提高治疗效果。

(4) 补泻神阙:用拇指腹或手掌根于腹部正中神阙作旋转揉之,左旋揉为补,右旋揉为泻,合为补泻神阙,能健脾和中,消积益胃,此法可配合其他疗法使用,也可单独使用。

(5) 饮食疗法:养胃粥,山药、百合、枸杞、大红枣、大米煮粥服,每日 3 餐。可长期服,能健脾益胃。肥儿粉:白茯苓、白莲肉、胡桃肉、薏苡仁、白扁豆、山楂、百合、石决明各 60 g,糯米、大米各 800 g。将糯米、大米炒微黄,余药用文火共焙微黄,分别粉碎过筛,米粉与药粉分别贮容器内备用。服用时用米粉小半碗,加入药粉 1～2 匙搅拌,再用米汤或开水冲后拌匀,蒸熟或用微火搅拌煮熟,根据小儿味口喜爱,酌情加入糖或食盐、花生油等调料,早上空腹服,每日 1 次,或隔日 1 次。此适用于疳证恢复期,症见体质虚弱,形体消瘦,面黄神倦,大便有不消化食物。疳证乃脾胃病,饮食切忌油腻生冷,烧烤荤腥之物,防再次伤害脾胃功能。〔李志武,马海龙.李乃庚教授治疗小儿疳证经验介绍[J].2018,24(17):129-130.〕

八、朱锦善

疳证是小儿特有的病证,以 1～3 岁的婴幼儿发病率最高,由于发病广泛,症情严重,被古代称为儿科四大证(麻、痘、惊、疳)之一。相当于现代医学的营养不良性疾病。临床以形体消瘦、肌肤干瘪、面黄发枯、饮食异常、二便不调为特征,而以形体消瘦为主症。现在,由于人民生活水平的普遍提高,疳证的发病已大为减少,重症患者已不多见。但由于溺爱娇养,过食肥甘,挑食偏食,同样损伤脾胃导致疳证,所谓"过犹不及",应当引起高度重视。

古人云:"疳者甘也。"又云:"疳者干也。"前者是指由于饮食因素,喂养不当导致疳证;后者是谓脾胃受损,气血津液干涸而致形体消瘦、肌肤干瘪的症状。它们高度概括了疳证的病因、病机和症状。

古代对疳的认识较为混乱,甚至把疳和痨等同起来,认为大人为痨,小儿为疳,是把导致小儿形体消瘦、津液干涸的病证都称为疳症,明代《证治准绳·幼科》集诸家之论,收集疳证达 61 候之多,很显然把疳证的范围扩大了。根据宋代儿科医圣钱乙关于"疳皆脾胃病,亡津液之所作"的认识,应当将疳证确定在脾胃病的范畴,这样痨瘵结核就区别开来了。至于五脏疳,则是由于脾胃受损,气血津液不足,导致五脏失养,而出现的五脏病理症状。

因此,虽然历代医家对疳的命名繁多,但归纳起来不外以下几类:以五脏命名,如心疳、肝疳、脾疳、肺疳、肾疳;以病因命名,如热疳、冷疳、哺乳疳、食疳、蛔疳;以病位命名,外疳、内疳、口疳、鼻疳、眼疳、脑疳、脊疳、筋疳、骨疳;以病情命名,如疳气、疳虚、疳极、干疳;以兼证命名,如疳泻、疳痢、疳渴、疳嗽、疳肿胀等。

导致疳证的主要原因是喂养不当、营养失调。其中有因于母乳不足,喂养不当,或长期挑食偏食厌食,以致营养物质摄入不足,脾胃生化之源匮乏;也有因乳食不节,过食肥甘厚腻,损伤脾胃,运化失职。两者均导致气血津液生成不足,导致疳证,在发病上大多有伤食、积滞、疳证的病理变化过程。导致疳证的另一原因是病后失调,比如长期吐泻、虫积、热病之后,损伤脾胃,耗伤津液,转成疳证。因此,脾胃受损,气血津液亏虚是疳证的病理基础。由于气血津液不足,又使五脏失养,变生五脏疳的兼证。

(一) 辨证要点

疳证是一种发病缓慢、渐进发展的慢性病症,根据临床所见,从病期上大致可以分为初期、中期、后期三个阶段,而在病理上分属疳气、疳积、干疳三个证候类型。从辨证来看,疳证皆虚,但有轻重之别,兼夹之异。因此,审辨虚实,分别轻重缓急,是疳证辨证要点所在。

1. 常证

(1) 疳气证:《活幼口议》云"发作之初,名曰疳气"。疳气证为疳证初期,在病理上虽疳为虚证,但初期病尚轻浅,未涉他脏,仅为脾胃受损,气机失调为主。故见症形体略为消瘦,面色少华,毛发稀疏,厌食或食欲不振,精神欠佳,或易发脾气、睡眠欠安,大便或秘或溏,尿或米泔,舌苔薄白或微腻,舌质正常或偏淡,脉象尚平和或略细。

本证虽虚实之证不显著,但也有偏胜之不同,辨证时应予注意。脾胃气虚,津液不足,不能养荣,则消瘦发稀,面色不华;脾胃失运则厌食纳少,便溏神疲,尿如米泔,舌淡苔白,脉象细弱;由于运化失职则积滞内停,积而化热则便秘秽臭,睡眠不宁,易发脾气,舌苔转黄。若失于调治,可进而转为疳积。

(2) 疳积证:多见于疳证中期,为虚实夹杂之证,症情较重。症见形体明显消瘦,肚腹膨胀,甚则青筋暴露,面色萎黄无华,毛发稀疏干枯,精神不振,或烦躁不安,年幼儿常烦哭不宁,或困倦嗜睡,甚则睡卧露睛,或揉眉挖鼻,咬指磨牙,睡眠不宁,夜热盗汗,食欲异常,或乳食少思,或不知饥饱,喜吃泥土异物,大便或数日一行,秽臭异常,或泻下酸臭,食物不化,小便短黄,或如米泔,指纹或红紫而滞,或青紫而滞,舌质或淡或红,舌苔多腻或白或黄,脉象弦细。

本证属脾胃虚弱,津液亏耗,又兼积滞内停,郁而化热。辨证时应注意以下几点:① 虚实的轻重程度。大多患儿虚实之证均为显著,若体质较壮,病程不久的,虚少实多,反之则虚多实少。虚证指脾虚津亏,症如神萎气弱,消瘦发枯,舌淡脉细等;实证指积滞内停,症如肚腹胀大,按之胀实,饮食异常,大便不调,苔腻脉弦(或滑实有力),指纹瘀滞等。② 郁热的轻重程度。郁热之证主要表现在:精神烦躁,烦哭不宁,睡中龀齿,夜热盗汗,食欲亢进嗜异,多吃多便,大便不消化,或便秘秽臭,小便短黄,指纹红紫,舌红苔黄,脉象弦数或滑数。积滞郁热除了造成脾胃积热外,还常影响他脏,比如烦躁啼哭为心热,龀齿磨牙为胃热,食欲亢进嗜异、多吃多便是胃强(热)脾弱,甚至睡中梦呓易惊、揉眉挖鼻、动作异常为肝热。此证中夜热盗汗不可当作阴虚看,是因积热外蒸,津液外泄所致。由于脾胃积滞,还可生湿,所以积热之中常夹湿浊,如尿如米泔、舌苔厚腻、食欲不开、大便泄泻等症状也为常见;若为虫积,还可见大便下虫,腹部可扪及条索状虫体等,辨证时应予注意。

(3)干疳:为疳证后期,气阴两虚之重症。症见极度消瘦,皮肤干瘪起皱,面呈老人貌,毛发干枯,毫无光泽,精神萎靡,哭声无力,哭时无泪,时有低热,口干唇燥,腹凹如舟,杳不思食,大便或溏或秘,小便短黄,舌淡嫩或偏红,苔光剥无津,脉沉细无力,或沉细而数。

本证由于病程日久,脾胃虚弱已极,生化之源枯竭,气血津液虚衰,除上述气阴亏虚症状外,极易出现变证。比如气不摄血,则见皮肤紫癜,或衄血便血;严重者还可出现阴阳虚衰的虚脱证,如四肢厥冷,气息微弱,脉微欲绝。

2. **兼证** 在疳证的中、后期阶段,即疳积、干疳两证,由于脾胃虚损,气阴两亏,五脏失养,又因积热内滞,侵扰五脏所致,出现多种兼证,称为五脏疳。五脏疳见于疳积阶段者,常虚实夹杂,或虚多实少,或实多虚少,虚者气阴两虚,实者积热内扰;见于干疳阶段者,以虚证为主,即使有热也为虚热。辨证重在辨五脏疳兼证之虚实。

(1)心经兼证:即心疳,又称惊疳。心之气阴不足者,虚烦惊悸,动则加剧,少气懒言,语音低微,烦哭无力,脉象细数等症为主;心经热盛者,烦躁哭叫,五心烦热,盗汗烦渴,口舌生疮,大便干结,小便短黄,舌尖红苔黄厚,指纹红紫瘀滞,脉数。

（2）肝经兼证：即肝疳，眼目症状为主者称目疳，筋脉症状为主者称筋疳。肝阴不足者，目睛干涩，畏光羞明，视物不清，目睛混浊无光，甚则生翳、目盲，爪甲干枯，肢体筋脉挛急，脉细；肝经热盛者，眼睑赤烂疼痛，畏光流泪，目眵较多，或喜揉目眨眼，性情急躁易怒，口苦口干，便结溺黄，舌红苔黄，脉象弦数。

（3）肺经兼证：即肺疳，以咳嗽症状为主者称疳嗽，以鼻部症状为主者称鼻疳。肺之气阴不足者，久咳不愈，或咳声无力，或干咳无痰，或咳而伴喘，易自汗盗汗，毛发皮肤枯燥无华，脉象虚数；肺经热盛者，咳嗽较剧，咳喘痰多，咽喉红肿疼痛，鼻部赤烂生疮，或鼻流黄浊浓涕，唇红舌红，舌苔黄腻，脉象滑数，指纹红紫瘀滞，肺热者往往兼有痰热。

（4）肾经兼证：即肾疳，以耳部症状为主者称耳疳，以骨质软弱、发育迟缓症状为主者称骨疳。肾阴不足者，低热盗汗，五心烦热，手足心热，耳鸣耳聋，鸡胸龟背，解颅，五迟五软，舌红苔剥，脉象细数；肾气不足者，发育迟缓，五迟五软，鸡胸龟背，目睛无神，解颅肢软，四肢发凉，面色白，滑泻清冷，完谷不化，脉象沉细而弱；肾经有热者，两耳生疮流脓，牙龈出血，脉数。

（5）脾经兼证：即脾疳，一般来说疳为脾病，脾疳即是疳之本证，但是除了疳证的常见证（即疳气、疳积、干疳）之外，还有疳肿胀、疳泻、疳痢、牙疳等脾经兼证。疳肿胀相当于营养不良性水肿，因脾虚不运，水湿停渍酿成水肿，症见颜面四肢及腹部水肿，按之凹陷如泥，小便短少。疳泻因脾虚不运，水湿内停，下趋为泻，泻物稀薄如水，或夹不消化食物残渣。疳泻与疳肿胀严重者可由脾及肾，肾阳不足则温煦无力，可兼见形寒肢冷，脉象沉迟而弱。疳痢是疳证合并痢疾，由脾胃虚弱兼感湿热之邪，大便黏液脓血，腹痛，里急后重，或伴发热烦渴，舌苔黄腻。牙疳之证，有谓归属肾疳者，是齿为骨余，肾主骨也。实则牙疳之病，乃牙龈肿痛溃烂化脓穿孔，形成脓性瘘管，主要因胃火热毒上熏所致，此证患儿体质十分衰弱，后期由实转虚，导致肾气衰败，危及生命。

（二）论治心法

《活幼口议·疳疾症候方议》云："治疳之法，量候轻重，理其脏腑，和其中脘，顺其三焦，使胃气温而纳食，益脾元壮以消化，则脏腑自然调贴。"量候轻重者，是说要根据症情轻重缓急、标本虚实而施治。治疗大法理脏腑，和中脘,顺三焦,调脾胃,做到攻不伤正、补不碍滞,最终也是首先就要开胃纳食,健脾助运。

1. 常证

(1) 疳气证:治宜健脾助运,开胃进食。方用人参启脾丸(《医宗金鉴》:人参、白术、茯苓、扁豆、山药、陈皮、木香、甘草、谷芽、神曲、莲子肉)或健脾丸(《证治准绳》:人参、白术、茯苓、山药、陈皮、木香、甘草、麦芽、神曲、山楂、肉豆蔻、砂仁、黄连)。人参启脾丸用于脾胃虚弱,食纳不开,大便溏稀者,还可选用五味异功散(《小儿药证直诀》:人参、白术、茯苓、甘草、陈皮)、七味白术散(《小儿药证直诀》:人参、白术、茯苓、甘草、木香、藿香、葛根)。健脾丸用于脾胃虚弱,内有积热者。如积热较甚,大便干结者,可用《古今医鉴·癖疾》引刘尚书传肥儿丸(人参、白术、茯苓、甘草、麦芽、神曲、山楂、胡黄连、使君子、芦荟)。

(2) 疳积证:治宜消积理脾,清热导滞。体质尚好,正气尚盛者,以攻积为主,可用消疳理脾汤(《医宗金鉴·幼科杂病心法要诀》:三棱、莪术、青皮、陈皮、槟榔、使君子、芜荑、黄连、胡黄连、芦荟、神曲、麦芽、甘草、灯心)。三棱、莪术为治积要药,能化积消痞;芦荟清热通腑,常与黄连、胡黄连、青黛、栀子、龙胆草等同用于疳积化热之证,可根据积热轻重适当选用;由于疳积之证常有虫积,使君子、芜荑、雷丸、榧子等杀虫药物也常配合应用。此方以攻积为主,积去则正安,古有治疳先治积之说,即此之谓。待积去热清再调补脾胃,可用上述健脾丸、人参启脾丸之类。若疳积日久,正气已虚显著者,宜先扶脾胃而后治积,用五味异功散、七味白术散健脾,或人参启脾丸、健脾丸调理脾胃,待正气旺盛再用消疳理脾汤治积;也可采用攻补兼施,疳积同治,可用上述肥儿丸加减,也可用千金保童丸(《古今医鉴·癖疾》:人参、白术、苍术、茯苓、陈皮、青皮、木香、砂仁、神曲、麦芽、山楂、莱菔子、槟榔、枳实、三棱、莪术、香附、柴胡、芦荟、胡黄连、黄连、龙胆草、夜明砂、阿魏、使君子、芜荑、水红花子、蟾皮、猪胆汁)。

古代治疗疳积证的名方很多,除上述诸方外,集圣丸和虾蟆丸为历代沿用,疗效很好,可资临床参考。集圣丸在宋《仁斋小儿方论》中即有记载,药物组成为:芦荟、五灵脂、夜明砂、砂仁、陈皮、青皮、莪术、木香、使君子、黄连、虾蟆、猪胆。清代《幼幼集成》于上方中更加人参一味。明代儿科医家万全认

第四章

历代名医医论医话

为,凡治疳,不出集圣丸加减用之,屡试屡验。清代陈复正也说:以集圣丸为主方,其有五脏兼证从权加减,不必多求方法。此方攻补兼施,方中虾蟆即蟾蜍,是治疳要药,能扶正消疳。另外,五谷虫也是治疳良药,有扶正健脾、消积开胃之功。虾蟆丸即是以虾蟆和五谷虫为主调剂而成,明代《婴童类萃》名玉蟾丸,谓治疳诸药无效者,此方神效无比。

疳积一证的治疗用药,要点在于根据虚实的轻重缓急而施治。虚者补之,实者消之,或先消后补,或先补后消,或消补并用,目的在于使脾胃健旺,积热消除。因此,在用补法时以健运为主,补不碍滞;在用消法时不可攻伐太过,以免损伤正气。

(3)干疳证:治宜气阴两补,健脾开胃。具体用药应视脾胃运化情况,或先开胃,或直补气阴。本证为气阴两虚重症,宜大补气血津液,但若脾胃虚惫已极,无力运化,则应健脾开胃为先,启动脾胃运化职能,可先服人参启脾丸,适加藿香、砂仁醒悦脾胃,以助运开胃进食。此时所用消食之品如谷芽、麦芽、山楂,宜生用,生用有濡养生发胃气之功。再用人参五味子汤(《幼幼集成》:人参、麦冬、五味子、茯苓、白术、炙甘草、生姜、大枣)益气养阴,健运脾胃。或用调元散(人参、白术、茯苓、当归、枸杞子、橘红、炙甘草、粳米、龙眼肉)益气养血,健运脾胃。人参五味子汤性味偏凉,用于气阴不足为主;调元散性味偏温,用于气血不足为主。若气血阴阳大虚,可用调元生脉散(《幼幼集成·痘后余毒证治歌》:人参、黄芪、白术、当归、麦冬、五味子、肉桂、生姜、大枣,虚冷甚加附片)大补气血阴阳。若阴虚内热,可用知柏地黄丸(《医宗金鉴》:知母、黄柏、生地、怀山药、茯苓、牡丹皮、山茱萸、泽泻)滋阴清热。若出现气不摄血,皮肤紫癜、便血衄血者,宜用大剂归脾汤(《正体类要》:人参、黄芪、白术、茯神、木香、当归、龙眼肉、酸枣仁、远志、生姜、大枣、炙甘草);若大出血不止,可用大剂独参汤。若出现阴阳虚脱危证,急宜用参附龙牡救逆汤救治。

干疳证的治疗,护养胃气最为重要,有胃气则生。用药忌甘厚滋腻,以免呆滞碍胃。非危急情况,不用大剂峻剂,宜用平剂缓调。

2. 兼证

(1)心经兼证:心经实热者,用泻心导赤汤(《医宗金鉴·幼科杂病心法要诀》:木通、生地、黄连、甘草、灯心草),若大便干结或秘而不通,加大黄,口舌生疮可用珠黄散、锡类散、冰硼散涂患处。心气阴两虚者，用生脉散为主，虚烦惊悸汗出加龙骨、牡蛎、珍珠母、酸枣仁之类养心安神；若以心气虚为主，可用秘旨安神丸(《幼幼集成》：人参、半夏、酸枣仁、茯神、五味子、当归、橘红、赤芍、甘草、生姜)。

(2)肝经兼证：肝经实热者，用柴胡清肝散(《医宗金鉴·幼科杂病心法要诀》：银柴胡、栀子、连翘、胡黄连、龙胆草、生地、赤芍、青皮、甘草、灯心草、淡竹叶)，或用龙胆泻肝汤(《兰室秘要》：龙胆草、柴胡、黄芪、栀子、当归、生地、木通、泽泻、车前)。若目赤流泪，畏光羞明，适加荆芥、防风、桑叶、蝉蜕疏散风热；若热盛生翳，适加谷精草、密蒙花、青葙子、决明子、木贼草、蝉蜕、蛇蜕、秦皮，上述退翳要药可选用；若大便干秘，适加芦荟、大黄。肝阴不足者，用杞菊地黄丸(《医级》：枸杞子、菊花、地黄、山茱萸、茯苓、怀山药、牡丹皮、泽泻)、羊肝丸(《医宗金鉴·幼科杂病心法要诀》：青羊肝、人参、白术、蛤粉)；若肝阴不足，虚热上扰者，可用石斛夜光丸(《原机启微》：天冬、麦冬、人参、生地、熟地、茯苓、菟丝子、枸杞子、肉苁蓉、怀山药、牛膝、五味子、石斛、川芎、白蒺藜、杏仁、青葙子、黄连、防风、水牛角、羚羊角、枳壳、炙甘草、甘菊花、决明子)。

肝阴不足所致之目疳，如目睛干涩，畏光羞明，云翳混浊，甚则夜盲目盲，角膜软化穿孔，大多相当于维生素 A 缺乏症，羊肝所含维生素 A 量冠诸动物肝之首，古方羊肝丸制方甚是先进，另外在中药中苍术含量也高，因此羊肝丸中白术可易为苍术，疗效更佳。

(3)肺经兼证：肺经热盛者，可用清金化痰汤(《统旨方》：黄芪、桑白皮、贝母、瓜蒌仁、栀子、桔梗、橘红、麦冬、茯苓、甘草)，若热不盛，用清金百合汤(百合、麦冬、天花粉、桑白皮、贝母、桔梗、杏仁、茯苓、橘红、甘草)。若痰涎黏稠，咳痰不爽，加黛蛤散、竹沥、天竺黄之类；若鼻疳溃烂、赤肿痒痛，可用芦荟散(《太平圣惠方·治小儿鼻疳诸方》：芦荟、黄柏、青黛、雄黄)涂敷患处，或用吹鼻蝉壳散(《医宗金鉴·幼科杂病心法要诀》：青黛、麝香、蝉蜕、蛇蜕、滑石)吹入鼻中，用冰硼、珠黄散之类也可。肺之气阴不足者，可用补肺汤(《永类钤方》：人参、黄芪、熟地、五味子、紫菀、桑白皮)，也可用人参五味子汤。

(4)肾经兼证：肾经有热，两耳生疮流脓，牙龈出血者，用龙胆泻肝汤。肾气不足者，用补肾丸(《医门补要》：当归、熟地、菟丝子、杜仲、补骨脂、巴戟天、枸杞子、怀山药、肉苁蓉、怀牛膝、山茱萸），或金匮肾气丸（《金匮要略》：附子、肉桂、熟地、怀山药、山茱萸、茯苓、泽泻、牡丹皮）。肾阴不足者，用六味地黄丸（《小儿药证直诀》：熟地、怀山药、山茱萸、泽泻、茯苓、牡丹皮），或麦味地黄丸（《寿世保元》：六味地黄丸加麦冬、五味子）；低热盗汗者用鳖甲散（《医宗金鉴·幼科杂病心法要诀》：人参、黄芪、鳖甲、生地、熟地、当归、白芍、地骨皮），适加银柴胡、青蒿、秦艽之类。发育迟缓、五迟五软等可用河车大造丸（《医方集解·吴球方》：紫河车、龟甲、熟地、人参、天冬、麦冬、牛膝、杜仲、黄柏、砂仁、茯苓）。

（5）脾经兼证：疳肿胀，脾虚湿盛者，用防己茯苓汤（《金匮要略》：防己、黄芪、茯苓、桂枝、甘草）或实脾饮（《济生方》：附子、干姜、白术、甘草、厚朴、木香、草果、槟榔、木瓜、茯苓、生姜、大枣），二方均健脾温阳，行气利水。实脾饮温阳行气之力强，而防己茯苓汤益气利水之力强，可配合五苓散、五皮饮以利水消肿；若脾肾阳虚肿胀者，用真武汤（《伤寒论》：附子、白芍、白术、茯苓、生姜）加味。疳肿胀属虚水，宜补益脾肾，行气利水，水为标而虚为本，补虚十分重要。

疳泻，属脾虚泻者用参苓白术散、七味白术散，若夹食滞加神曲、麦芽、山楂；若脾胃虚寒用理中汤或益黄散（《小儿药证直诀》：青皮、陈皮、诃子、丁香、炙甘草）；属脾肾阳虚者用附子理中汤合四神丸（《内科摘要》：补骨脂、肉豆蔻、五味子、吴茱萸、生姜、大枣），也可用真人养脏汤（《太平惠民和剂局方》：白芍、当归、人参、白术、肉豆蔻、肉桂、炙甘草、木香、诃子、罂粟壳）。

疳痢，属湿热蕴滞者用香连导滞汤（《医宗金鉴·幼科杂病心法要诀》：青皮、陈皮、厚朴、黄连、甘草、山楂、神曲、木香、槟榔、大黄、灯心草），或白头翁汤（《伤寒论》：白头翁、黄连、黄柏、秦皮）合黄芩汤（《伤寒论》：黄芩、白芍、甘草、大枣）；属脾虚滑痢者，用真人养脏汤。

牙疳，属胃火热毒上冲者，用清胃汤（《医宗金鉴》：石膏、黄芩、生地、牡丹皮、黄连、升麻），适加蒲公英、紫花地丁、鱼腥草、野菊花等，外用冰硼散擦涂，擦涂前用生理盐水彻底清洗疮口；属脾肾虚弱者，内服十全大补汤（《太平惠民和剂局方》：人参、白术、茯苓、甘草、当归、川芎、熟地、白芍、黄芪、肉桂）、参芪地黄汤（《沈氏尊生书》：人参、黄芪、熟地、山茱萸、牡丹皮、怀山药、泽泻、茯苓）等，外用冰硼散，如上法。（《儿科临证50讲》）

九、朱大年

（一）疳证的辨证分型

1979 年以来,我们开展疳证专科门诊治疗。通过临床实践,我们将小儿疳证分为六种类型进行证治。

1. 脾胃虚弱型 此型是临床最多见的一型,在疳证患儿中占十之七八。症见纳呆形瘦,毛发焦枯,烦躁多汗,大便多数正常,少数呈糊状,舌质偏淡,苔薄白。常用参苓白术散加减,健脾补胃。

处方举例:黄芪,党参,白术,茯苓,怀山药,扁豆,莲子肉,砂仁,红枣,青皮,陈皮,甘草。

加减:若有汗多者加生牡蛎、龙骨;夜间哭吵加合欢皮、夜交藤;大便不实加焦山楂、焦六曲,改白术、扁豆为焦白术、扁豆衣;小便混浊色白加萆薢、泽泻。

2. 脾虚食积型 此型患儿,一般称疳积,属虚实兼夹,既有脾胃虚弱的表现,又有肚腹膨大,甚至坚硬,青筋显露,舌苔腻而不化,脉细中见滑。常用《医宗金鉴》肥儿丸或人参启脾丸加减,以健脾消积。使用消法和补法,一般掌握"壮者先去其积而后扶胃气,衰者先扶胃气而后消之"的原则,因此有七消三补、半补半消、七补三消等。我们通过临床实践,体会应掌握"以补为主,以消为辅"的原则。疳积虽属虚实兼夹,但终究是一种以虚为主的病症。因此我们治疗时,从不超越半补半消,以七补三消、九补一消方用得最多。

处方举例:① 半补半消方:炒党参,炒白术,茯苓,炙甘草,怀山药,扁豆,青皮,陈皮,炒山楂,炒六曲,炙干蟾,煨三棱,煨莪术等。② 七补三消方:炒党参,炒白术,茯苓,炙甘草,怀山药,白扁豆,青皮,陈皮,山楂,六曲,炙干蟾,红枣,炒谷麦芽。③ 九补一消方:炒党参,炒白术,茯苓,炙甘草,怀山药,白扁豆,红枣,莲子肉,青皮,陈皮,炙干蟾。加减:若有腹胀不适加香附、木香;大便秘结加麻仁或郁李仁;食后易吐加生姜、竹茹;烦躁少眠加胡黄连、带心莲子。

3. 脾阳虚亏型 此型属合并消化不良者。除疳证的证候外,大便溏薄是其特点,一般大便一日达 7~8 次,有时完谷不化。泄泻时间均较长,辨证属脾阳虚亏。常用理中汤合七味白术散加减,温阳健运。用此法治疗,我们体会疗程要长,即使服药3～5日后大便已正常,但仍需继服温阳健运方2周以上,才能考虑转方。

处方举例:炒党参,焦白术,炮姜炭,煨木香,煨葛根,怀山药,扁豆花,红枣,焦楂曲,车前草,焦谷麦芽。

加减:若大便内有泡沫者加防风根炭;大便色青加朱茯苓、钩藤;腹胀加蔻壳、香附,泻久完谷不化加四神丸(包煎)。

4. 脾虚湿阻型 这种类型疳证,常发生在夏初季节,脾胃先虚,又恣食肥甘生冷,湿从内生,纳呆明显,胸闷脘腹胀,舌苔厚腻。当治标为主。常用平胃散、二陈汤加减,燥湿运脾。若注意饮食调节,服上方5～7日,湿浊即可消除,此时可改用补益脾胃的方剂。

处方举例:苍术,厚朴,茯苓,半夏,青皮,陈皮,砂仁,石菖蒲,谷芽,麦芽。

加减:若有胸闷脘腹胀者加白豆蔻、木香;夹食滞可加炙鸡内金、楂曲;大便不实加焦白术、扁豆花;若湿见化热,舌苔见黄,加川连1.5g;夏初湿阻可加藿香、佩兰等。

5. 脾虚血亏型 这是疳证兼有贫血的患儿。症见面白唇干,口唇淡白,形瘦腹凹,毛发枯干而少,拔之易落,舌质淡,脉细软。常用人参养荣汤加减,补气益血。

处方举例:黄芪,党参,南北沙参,白术,白芍,茯苓,当归,生地,熟地,山药,扁豆,红枣,功劳叶。

加减:若有血虚较重加阿胶(烊冲)、制何首乌;睡眠不宁加五味子、酸枣仁粉(吞);纳呆明显加木香、砂仁、谷麦芽;多汗加生牡蛎、龙骨、浮小麦。

6. 胃强脾弱型 这是疳证中比较特殊的一型。在临床上又称多吃多屙型。其临床特点为形体消瘦,皮肤干燥,毛发焦黄稀少,但食欲亢进,口馋嗜食,尤其对油炸和豆类特别爱吃,大便次数很多,每日达4～5次,便质糊状,小便常见混浊有白色沉淀,舌苔薄白或薄腻,脉细软。故用异功散加味。

处方举例:炒党参,焦白术,茯苓,焦甘草,焦六曲,炒山楂,炒扁豆,青皮,陈皮,煨木香,胡黄连。

加减:若有舌质红口臭加石斛、乌梅炭;小便混浊加萆薢、生薏苡仁;大便内有不消化物加炙鸡内金、莱菔子；夜间哭闹加朱灯心、合欢皮。

（二）运用针药治疗疳证的经验

治疗疳证，去除病因同时，补充营养是一个重要环节。但使营养物质能为患儿接纳，必须开胃口和促进消化吸收。在治疗疳证的过程中，我们主要掌握三个环节：即针刺四缝，内服中药和忌口。针药并进属治疗措施，而忌口则为饮食调节中的一个重要环节。

1. **针刺四缝穴**　四缝穴是经外奇穴。针刺四缝穴治疗疳证，是民间流传已久的一种疗法。这一穴位较早见于《针灸大成》："四缝四穴，在手四指内中节是穴，三棱针出血治小儿猢狲劳等症。"猢狲劳即为小儿疳证中较重的一种。四缝穴的位置在示、中、环及小指中节横纹处，在经络上是手三阴经通过之处。刺四缝穴可起到养阴清热，促进脾运，调和气血的作用。临床有人研究证明，刺四缝有改善小儿消化功能的作用。针刺后可使胃蛋白酶活性升高，肠中膜蛋白酶、胰淀粉酶、胰脂肪酶的含量增加，从而促进消化与吸收。

操作方法：家属用手固定患儿肘关节，另一手用大拇指按住小儿鱼际处，医生则用拇、示指夹住患儿四指端，用酒精棉球消毒皮肤后，进行针刺，深度为 2～3 mm，刺入后捻转半周拔出，并进行挤压。每次两手八指均要针刺。在针刺时要注意避开周围小静脉，以免出血。每周 1 次，6～8 次为 1 个疗程。

体会：① 针刺时掌握上述正确的固定姿势很重要，否则达不到预期效果。选用针具以 1 寸长粗短毫针（26 号）为宜。用三棱针刺易引起出血不止，只有 7 岁以上儿童才能应用。② 由于疳证初治，气血不充，可挤出黄水、白水、血夹水，或有挤不出、挤不畅，多数达 3～4 只手指以上。但针药治疗 2 周后，症情改善，气血渐充，黄水、白水可逐渐消失，最后全部为血液，表示疳证向愈。但即使第 4～第 5 次针刺时已全部是血液，仍应坚持 6～8 次针刺。③ 四缝穴，每一指均有一个感应区，即在二条节纹间，宽度为指面中间的 1/3。针刺时速刺，年长儿可诉说有酸痛感觉，但痛势不甚。④ 如果治疗过程中出现高热、泄泻等，常会造成疳证病情反复。此时应治标为主，暂停针刺 1 次。⑤ 一部分患儿，针 2～3 次后，未见明显好转，可配合针刺足三里，或足三里穴位注射维生素 B_{12}。

2. **内服中药**　针刺同时，加服中药。开始 4 周，按上述辨证分型服用汤药。4周后改用我院自制"疳积调理糖浆"或"疳积散"。糖浆由党参9g,白术9g,茯苓9g,甘草4.5g,南沙参、北沙参各9g,红枣5枚组成。7剂制成糖浆200 mL,每日3次,每次10 mL。"疳积散"由山药9g,鸡内金9g,焦白术9g,红枣5枚,扁豆9g,青皮、陈皮各4.5g,山楂9g,炙干蟾9g组成。研成粉剂,每日2次,每次调服3g。如家长在治疗开始即不肯接受汤药,则可用糖浆或药粉治疗。在6~8周1个疗程结束后,还需继服疳积调理糖浆2周,以冀巩固疗效。

体会:① 汤药中,一些有酸苦味的药物,如黄连、胡黄连、乌梅等,只能短期使用,不宜长期服用,否则会影响患儿食欲。② 城市中因蛔虫引起的疳证少,多数是肠中寄生少量蛔虫。但患儿体虚,开始治疗的2~3周不宜驱蛔。驱蛔应在治疗后4~5周为妥。③ 服用中药同时,有些兼证,中西医结合治疗为宜。如兼有佝偻病可用维生素D、钙制剂治疗;贫血可配口服铁剂、注射维生素B_{12}等,对反复呼吸道感染者,可配合使用胎盘血丙种球蛋白肌内注射,以提高患儿抗病能力,减少治疗疳证过程中的反复。

3. 忌口　疳证除用针药治疗外,饮食调理也是很重要的一环。中医治疗疳证,一贯重视忌口。忌口的方法和内容,中医儿科临床上有些不同。忌得过严,食谱过狭,就会影响符合营养物质的摄入,但在实际生活中也很难做到。我们分析疳证患儿饮食失调中一些因素后,提出下列三类忌口食物:① 坚硬、粗糙不消化食物:如花生、黄豆、蚕豆、赤豆、绿豆、玉米等。② 油炸和油腻食物:如油条、麻花、巧果、猪油、肥肉、油腐干等。③ 过香的食物:如葱、姜、麻油等。这三类忌口食物,是疳证患儿必须忌食的。其他饮食如牛奶、豆浆、豆腐、饼干、冷饮等,均可适当喂服。但其他补品,如移山参、白木耳、黑木耳、阿胶、蜂乳等,必须根据患儿体质情况,来决定是否可以进服。

〔朱大年.浅谈小儿疳证的辨证与治疗(续完)〔J〕.辽宁中医杂志,1985(1):39-41.〕

十、徐荣谦

疳证的病名首见于《诸病源候论·虚劳骨蒸候》:"蒸盛过伤,内则变为疳,食人五脏。""久蒸不除,多变成疳。"儿科著作中《颅囟经》中已有疳证的记载。古代医家对疳证十分重视,视为恶候,列为儿科四大要证之一。

疳证经恰当治疗,绝大多数患儿均可治愈,仅少数重症或有严重兼症者预后较差。若迁延日久治疗不当,对儿童身体健康危害较大,甚至危及生命。

中华人民共和国成立后随着人民生活的不断改善和医疗保健事业的深入开展疳证的发病率已明显下降,特别是重症患儿显著减少。但是轻症患儿并不少见。因此重视疳证的防治仍然具有重要的临床意义。

1. **疳证的含义** "疳者甘也"是言其病因和病机,是指小儿恣食肥甘厚腻,形成积滞,积久生热,热耗阴液,日久成疳的病机;"疳者干也",是言其病机和症状,是指厌食日久、久吐久泻等多种疾病,导致阴液受损而干涸的病机,并出现形体干瘦的临床症状。

2. **疳证的临床表现** 临床以形体消瘦、面黄发枯、精神萎靡或烦躁、饮食异常为特征。疳证发病无明显季节性,5岁以下小儿多见。病久则易合并其他疾病而危及生命。

3. **疳证的诊断** ① 形体消瘦:体质量低于中位数减两个标准差,腹壁皮褶厚度＜0.8 cm。② 体质量低下:低于中位数减两个标准差。③ 毛发干枯。④ 面色萎黄。

4. **疳证的病因病机**

(1) 疳证的病因:疳证,是由于积滞、厌食、久吐、久泻等多种疾病的进一步发展,使脾胃受损加重,气液耗伤而引起的一种慢性病证。或由于长期过用苦寒攻伐、峻下等药物,耗损阴液而形成。

(2) 疳证的病机:《小儿药证直诀·脉证治法》指出"疳皆脾胃病,亡津液之所作也"。高度阐明了疳证的病机。概括而言:"疳证是由于积滞、厌食、久吐、久泻等疾病久治未愈;或长期过用苦寒攻伐、峻下之品,日久损伤了脾胃之阴,而形成疳证。"

本病的病位主要在脾胃,因脾胃受损程度不一,病程长短有别,病情轻重差异悬殊。脾胃阴液受损之初,肌肤失荣不著者,为病情轻浅,若病情进一步发展或失于调治,脾胃日渐衰败,津液消亡,气血耗伤,元气衰惫者,则导致干疳。若脾虚失摄,血不归经,溢出脉外者,则可见皮肤紫斑瘀点及各种出血证候。重者脾气衰败,元气耗竭,直至阴阳离决而卒然死亡。

基本病机:阴损生热。

1) 常证病机:厌食转疳,小儿厌食日久,营养不足,津液大损,虚热内生,形体日渐羸瘦,转成疳气。

他病转疳:因小儿患久吐久泻等疾病,致使津液受损,形成疳气。

积久成疳:小儿伤乳、伤食若不能合理调治,则转成积滞。进一步迁延失治,积热内生,耗损津液,形体日渐羸瘦,转化成疳积。

虫积成疳:临床最常见的是蛔虫等寄生虫久居肠中,吸食人体阴津血液等营养,导致阴津受损,虚热内生,形体日渐消瘦,转成疳积(蛔疳)。

气液大伤:疳气和疳积若久治不愈,脾胃日亏,生化乏源,水谷精微不能化生气血,导致气液大损,阴血匮乏,难以滋养五脏六腑,四肢百骸,身体日渐羸瘦,形成干疳。干疳重者脾气衰败,阴液败亡,阴阳离决,可致卒然死亡。

2)兼证病机:疳之常证,失治误治,导致脾胃虚衰加重,生化乏源,气血亏耗,诸脏失养,累及肺、心、肝、肾四脏,而出现各种兼证,正所谓"有积不治,传之余脏"也。

脾病及肺:脾病及肺,肺阴受损,阴虚生内热,出现咳喘、潮热者,称为"肺疳";同时由于土不生金,肺气受损,卫外不固,易于外感。

脾病及心:脾病及心,心阴受损,导致心火亢盛,心火上炎,而见口舌生疮者,称为"心疳",又称"口疳"。

脾病及肝:脾病及肝,肝之阴血不足,不能上荣于目,目失所养,则视物不清,夜盲目翳者,谓之"肝疳",又称"眼疳"。

脾病及肾:脾病及肾,肾之阴精不足,阴损及阳,阴阳两亏,骨失所养,久则骨骼畸形,称为"肾疳",又称"骨疳"。

阴损及阳:脾虚日重,阴津大亏,阴损及阳,阳虚水泛,全身水肿,称为"疳肿胀"。

5. **辨证论治**　辨证要点:主要辨清常证与兼证,常证分为疳气、疳积、干疳三种证候。兼证分肺疳、心疳、眼疳、肾疳与疳肿胀。若皮肤紫癜者,为疳证之恶候,提示气血大衰,血络不固;若出现神萎息微,杳不思纳者,为阴竭阳脱的危候,将有阴阳离决之变,须特别引起重视。

治疗原则:养阴生津,理脾消疳。

分证论治:

(1)常证

1)疳气:证候表现,形体消瘦,面色少华,毛发稀疏,食欲不振,精神不振,心烦起急,舌瘦而淡,苔薄白或花剥,脉细,指纹青淡。

证候分析:本证多由于厌食日久,久吐久泻等消耗性疾病耗伤脾胃阴液转化而来。故形体消瘦,面色少华,毛发稀疏,食欲不振,精神欠振;脾虚则可导致肝木亢盛,故见情绪激动,易发脾气;舌瘦而淡,苔薄白或花剥,脉细,指纹青淡为脾胃阴液受损之象。

治法:养胃生津,理脾消疳。

方剂:白术散加减(《小儿药证直诀》)。第5版教材、新世纪教材、21世纪教材《中医儿科学》等选用资生健脾丸。

方解:人参、白茯苓、白术、甘草为四君子汤,具有健脾益气之功共为君;葛根生津止渴为臣;藿香叶、木香芳香理气,使其补而不腻。全方共奏健脾强胃,生津消疳之效。

加减:纳差明显者,加香稻芽开胃进食;阴津受损明显者,加沙参、麦冬清养胃阴;有虚热者,加银柴胡、胡黄连清虚热。

2)疳积:证候表现,形体明显消瘦,肚腹膨胀,甚则青筋暴露,面色萎黄无华,毛发稀疏如穗,精神不振或易烦躁激动,睡眠不宁,或伴动作异常,食欲不振或多食多便,舌淡,苔薄腻,脉细数。

证候分析:本证多由积滞发展而来,积滞内停,壅滞气机,阻滞肠胃,或夹有虫积,导致脾胃为病,属于虚实夹杂证候。病久脾胃虚弱,气血生化乏源,故食欲不振,发稀结穗,形瘦面色无华;胃有伏热,脾失健运则能食不充形骸;心肝之火内扰故夜寐不宁,脾气急躁;积滞于中,络脉瘀阻,故腹膨如鼓,青筋暴露;舌淡,苔薄腻,脉细数均为脾虚夹积之象。

治法:导滞祛积,理脾消疳。

方剂:消疳理脾汤加减(《医宗金鉴》)。第五版教材《中医儿科学》选用疳积散,新世纪教材、21世纪教材《中医儿科学》选用肥儿丸。

方解:麦芽、神曲消食导滞为君;三棱、莪术消积祛瘀为臣;青皮、陈皮理气祛滞为佐;芜荑、槟榔、使君子肉杀虫消积为佐;芦荟清肝热,川黄连消积热,胡黄连退虚热皆为佐药;甘草调和诸药,引药直达脾胃为使药。全方共奏消食祛积,理气祛滞,杀虫,清热之功效。但是,近年来由于生活水平的提高,卫生条件的改善,由蛔虫引起的疳证十分罕见,故临证之时,杀虫之药往往去之不用。

加减：脾虚明显者,加苍术,白术,茯苓健脾消积;阴虚突出者,加麦冬、沙参、石斛清养胃阴。

3）干疳：证候表现,极度消瘦,面呈老人貌,皮肤干瘪起皱,大肉已脱,皮包骨头,精神萎靡,目无光彩,啼哭无力,毛发干枯,腹凹如舟,杳不思食,大便干或清稀,时有低热,口唇干燥,舌红嫩,苔少,脉沉细。

证候分析：干疳为疳之重证,多进入病证后期,气血俱虚,脾胃衰败阶段。气阴衰竭,气血精化源欲绝,无以滋养肌肉,故形体极度消瘦,毛发枯焦,腹凹如舟;脾虚气衰,故精神萎靡,目无光彩,啼哭无力;脾阳极虚,故饮食懒进,大便稀溏。

治法：补益气血,理脾消疳。

方剂：八珍汤加减(《正体类要》)。

方解：本方由四君子汤、四物汤合方组成。四君子汤补气;四物汤补血。两方合一,气血双补。

加减：脾肾阳衰者,去白术,加附片、炮姜温补脾肾;口舌干燥,汗多气短,苔光者,加乌梅、石斛酸甘化阴;若出现面色白,四肢厥冷,呼吸微弱的厥脱之象,应给予独参汤或参附龙牡救逆汤合生脉散口服以回阳救逆固脱,并及时配合西医抢救。

（2）兼证

1）眼疳：证候表现,初起夜盲,入暮暗处视物不清,甚或眼角干涩,畏光羞明,黑睛混浊,白睛生翳,眼痒涩赤,烂胞肿痛。

证候分析：本证常见于因维生素 A 缺乏导致的干眼病患儿。脾病及肝,耗损精血,致使肝阴不足,不能上营于目,故眼角干涩,白睛生翳,视物不清;肝阴不足,肝火上攻,则眼痒涩赤,烂胞肿痛。

治法：养肝明目,理脾消疳。

方剂：泻肝散加减(《医宗金鉴》)。第五版教材、新世纪教材《中医儿科学》选用石斛夜光丸,21 世纪教材《中医儿科学》选用参苓白术散合石斛夜光丸。

方解：四物汤养肝血,滋肝阴,以达滋肝明目之目的,并以生地易熟地,避免滋腻而又养血凉血以医眼疮共为君药;龙胆草入肝经,泻肝火,清肝明目为佐药;连翘清郁火;栀子通利三焦;大黄泻火通便;生甘草、灯心草导赤利尿共为佐药；羌活、防风散风明目，引药直达于目睛为佐、使之药。全方共奏养阴血，泻肝火，清热明目，退翳消疮之功效。

加减：眼睛干涩明显、视物不清者，可加枸杞；白睛生翳明显者，可加菊花、木贼草、密蒙花。

2）口疮：证候表现，口舌生疮，口腔糜烂，秽臭难闻，面赤唇红，烦躁哭闹，惊悸不安，舌质红，苔薄黄或少苔，脉细数，指纹淡紫。

证候分析：脾病及心，心阴不足。心火上炎，熏蒸口舌，故口舌生疮，口腔糜烂；热扰心神，故烦躁易哭，惊悸不安；舌质红，苔薄黄或少苔，脉细数，指纹淡紫，均为心阴不足，心火上炎之象。

治法：清心泻火，理脾消疮。

方剂：泻心导赤散加减（《医宗金鉴》）。21世纪教材《中医儿科学》选用参苓白术散合泻心导赤散。

方解：泻心导赤散中生地养心阴而凉血为君药；黄连泻心火为臣药；木通泻火通淋；灯心草利小便泻心火二者共为佐药；生甘草梢利尿泻火而又调和诸药。全方共奏养心阴、降心火治疗口疮之效。

加减：心烦不安加连翘；心火过盛，口干欲饮加生石膏、芦根、天花粉；小便短黄明显者加车前子、茯苓、滑石。

3）疮肿胀：证候表现，颜面四肢水肿，甚则全身水肿，面色无华，小便短少，四肢欠温，舌淡胖，苔薄白，脉沉缓，指纹隐伏不显。

证候分析：本证多由脾肾阳虚，气化失常所致。疮证日久，脾病及肾，气不化水，水湿溢于肌肤，故颜面四肢水肿，甚则全身水肿，小便短少；脾肾阳虚，故面色无华，四肢欠温，舌淡胖，苔薄白，脉沉缓，指纹隐伏不显均为脾肾阳虚之象。

治法：温阳利水，理脾消疮。

方剂：真武汤加减（《伤寒论》）。第五版教材《中医儿科学》选用五苓散，21世纪教材《中医儿科学》选用参苓白术散合真武汤，新世纪教材《中医儿科学》选用方剂防己黄芪汤合五苓散。

方解：附子温补脾肾之阳为君药；白术、茯苓健脾渗湿利水消肿为臣药；白芍养阴柔肝为佐药；生姜温中宣散水气以消肿为佐使药。

加减：水肿明显，予五苓散和五皮饮加减；水肿明显伴有小便清，夜尿

多,予金匮肾气丸加减。〔徐荣谦.疳证辨证论治之我见[J].中国中西医结合儿科学,2009,1(1):10-12.〕

十一、杨玉华

古代儿科素有痧、痘、惊、疳四大要证,为历代医家所重视。其中疳证多由于喂养不当,或因多种疾病的影响,导致脾胃受损,气液耗伤而形成的一种小儿慢性病证,临床以形体消瘦,面黄发枯,精神萎靡或烦躁,饮食异常,大便不调为特征。常规治疗多以健脾益气为主。但首都国医名师杨玉华认为,小儿疳证多因脾阴不足,脾失濡养所致,在治疗过程中将甘淡滋补脾阴之法贯穿始终,并以消食导滞之法相辅,获得良好疗效。

1. **脾阴学说** 脾阴学说出现于《内经》,形成于明清时期。在《素问·五运行大论篇》中提道:"中央生湿,湿生土,土生甘,甘生脾,脾生肉……其性静兼,其德为濡……其政为谧,其令云雨。"杨玉华认为,脾为太阴湿土,湿为脾之正气,为防土湿太过,故脾有喜燥而恶湿的特性。此处的湿为生理性的,即脾阴。但后世论及脾阴的论著较少,直到明清时期,脾阴学说才得以形成。明代缪希雍首创"脾阴不足"学说,在其《神农本草经疏》中有这样的论述:"胃主纳,脾主消,脾阴亏则不能消,胃气弱则不能纳,饮食少则后天元气无自而生,精血坐是日益不足,《经》曰:损其脾者,调其饮食,节其起居,适其寒温,此至论也。不如是则不足以复其脾阴。"并指出:"胃气弱则不能纳,脾阴亏则不能消,世人徒治香燥温补为治脾虚之法,而不知甘凉滋润之有益于脾也。"治疗用甘平甘淡药物以滋脾阴,如麦冬、石斛、山药、茯苓等甘平甘淡之品。清代唐容川《血证论》记载:"脾称湿土,土湿则滋生万物,脾润则长养脏腑。"并总结提出"甘寒益胃阴,甘淡实脾阴"的观点。

杨玉华认为,五脏藏精而不泄,脾阴即脾之阴精,即水谷所化生的津液、血液、营气等精微物质,是化生脾中阳气的物质基础。明代万密斋《养生四要》指出:"受水谷之入而变化者,脾胃之阳也,散水谷之气而成营卫者,脾胃之阴也。"明确区分了脾阴、脾阳的作用:脾阳运化水谷形成水谷精微,脾阴则将水谷精微散布至肌表、四肢及脏腑,形成营气、卫气,润泽孔窍,灌溉脏腑,濡养四肢肌肉。脾阴、脾阳配合,共同完成脾之运化、升清、统血等功能。在临证中,脾阴与胃阴常因互累而被混淆。脾胃阴虚均可能出现食欲减退、胃脘灼热、口干、大便秘结、舌红少苔等症状，如要区分则需要从脏与腑的功能说起。脾为阴土，藏精而不泻，主升，主四肢肌肉；胃为阳土，传导而不藏，主降。故脾阴虚则会在脾胃阴虚共有的症状基础上出现纳而不化或饱胀，甚至腹泻，肌肉消瘦，四肢痿软，手足心烦热，舌质嫩红少苔或剥苔等症状；胃阴虚则可能出现饥不欲食，胃脘嘈杂或嗳腐吞酸，干呕呃逆，齿龈肿痛，舌红少苔甚至镜面舌等症状。病因方面，忧思过重，因五志过极化火，常伤脾阴；外感热邪，吐泻过度，常伤胃阴。治疗上，脾阴不足遵循甘淡清补的方法，常用莲子肉、山药、白扁豆、茯苓、薏苡仁、芡实等药物；胃阴不足，遵甘寒养阴之法，常用沙参、麦冬、玉竹、石斛、天花粉等药物。

2. 疳证的病因病机 疳之病名，最早见于隋代巢元方的《诸病源候论·虚劳骨蒸候》："蒸盛过伤，内则变为疳，食人五脏。"指出疳证为内伤慢性疾病，病及五脏。到了宋代，疳证概念从内伤杂病中剥离出来，成为小儿独有疾病。宋代钱乙《小儿药证直诀·脉证治法》中指出："疳皆脾胃病，亡津液之所作也。"明确指出疳证的病位在脾胃，病机为津液亏乏所致。到了清代，吴鞠通在《温病条辨·解儿难》中对小儿疳证的治法进行全面总结，提出治疳九法，为近代所沿用。

西医学认为，疳证即营养不良。病因多由于喂养不当，饮食偏嗜，或多种其他消耗性疾病所致。《中医儿科学》将疳证分为三类："疳气""疳积"和"干疳"。"疳气"为疳证初起，如失治则进一步发展为"疳积"，甚至"干疳"。随着社会进步，物质水平的提高，肚腹膨胀、青筋暴露等较严重的"疳积"和"干疳"在临床上已很少见，临床常见的疳证多为"疳气"，表现为厌食，挑食，形体消瘦，暴躁易怒，手足心烦热，大便干稀不均。传统治疳九法中的补法多以温脾阳，滋胃阴为主。杨玉华认为，小儿体质为稚阴稚阳，又为少阳之体。近代医学家张锡纯在《医学衷中参西录》中总结前人观点，提出："盖小儿虽为少阳之体，而少阳实为稚阳。"稚阴稚阳，是指小儿脏腑发育还不完善，机体娇嫩；少阳之体，是小儿阳多阴少，受邪易化生热证，阴常不足。《格致余论·慈幼论》中提道："人生十六岁以前，血气俱盛，如日方升，如月将圆。唯阴长不足……童子不衣裘帛，前哲格言……帛，温软甚于布也。盖下体主阴，得寒凉则阴易长，得温暖则阴暗消。是以下体不与帛绢夹厚温暖之服，恐妨阴气，实为确论。"如温脾阳，则小儿少阳之体易生火毒；滋胃阴，则寒凉之品易困遏阳气。

况且临床上疳证主要表现为食而不化，形体消瘦，手足心烦热，大便时干时稀等症状，正合脾阴不足的临床表现，因此杨玉华认为小儿疳证的病机即为脾阴不足。

3. 疳证的治疗　疳证病机为脾阴不足，则仍遵循甘淡清补的方法，同时酌情加用消食导滞及其他对症药物。甘淡清补类药物常用莲子肉、生麦芽、山药、白扁豆、薏苡仁、茯苓等，其中杨玉华尤喜用莲子中的石莲子。石莲子为莲的老熟果实落于淤泥中者，甘平补脾降逆，较莲子开胃进食效果更佳。常用方剂为资生健脾方加减。原方中含党参、白术，取健脾益气之功，杨玉华恐其过于温燥，消耗脾阴而减用。对于一些舌干少苔的患儿，杨玉华善于脾胃阴同补，喜石斛、石莲子共用，两者比例为3：2。对于舌苔稍厚剥苔的患儿，考虑为饮食积滞所致，酌加消导药物如焦四仙、厚朴、大黄炭等，其中大黄炒炭既可消导又不伤正，且炒炭类药物对患儿消化也有所助益。或用温胆汤去半夏，恐半夏温燥而伤阴。〔李欣，梁志齐.杨玉华用甘淡清补法治疗小儿疳证经验[J].现代中医临床，2018，25(5)：16 - 17.〕

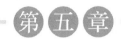

历代医案

第一节 古代医案

一、江瓘案

案1 陈孝廉自述,云其子痘疹后患疳积病,骨瘦如柴,大便不固。偶得市人传一方,用山楂一两,白酒曲一两,取多年瓦夜壶人中白最多者,将二物装内,炭火煅存性,研为细末,每服六分,滚水送下,药未完而病愈。

案2 黄上舍瑶台乃郎患疳,肚大如箕,足细如管,眼生翳膜遮睛,几不可为。在苏州得异人传授一方,取鸡蛋七枚,轻去壳,勿损衣膜;以胡黄连一两,川黄连一两,童便浸,春秋五日,夏三日,冬七日,浸透煮熟,令儿服之,遂愈。后以治数儿,无不立效。

案3 一儿疳积,肌肉消瘦,两目失明。方士以片脑五厘,朱砂三分,为细末,用雄鸡脊血调和,无灰酒下。垂死者,一服可活。

案4 江应宿见丁氏儿医治疳积,腹大脚小,翳膜遮睛者,用大虾蟆十数个打死,置小口缸内,取粪蛆不拘多少,粪清浸养,盛夏三日,春末秋后四五日,以食尽虾蟆为度,用粗麻布袋方扎住缸口,倒置活水中,令吐出污秽净,再取新瓦烧红,置蛆于上烙干,令病儿食之,每服一二钱,后服参苓白术散而愈。若儿稍大见疑,用炒熟大麦面和少蜜作饼或丸,看儿大小壮弱,无不验者。

(《名医类案·疳积》)

二、薛铠案

案1 一小儿不时干呕,乳食不进,肚腹膨胀,脉形如来蛇。此脾胃虚而成疳也,用四味肥儿丸治疳,佐以四君加芜荑健中而痊。后伤饮食,吐泻完谷,形气甚困,四肢微搐,视其纹如去蛇。余曰:且勿用药。次日吐止,但搐而泻青黄,此脾土虚而肝木胜也,用六君子加钩藤钩而瘥。(《保婴撮要·脉法》)

案 2 一小儿眼泡微肿，咳嗽恶心，小便泔白。余谓脾疳食积，以五味异功散为主，佐以四味肥儿丸而愈。后不节饮食，夜视不明。余曰：此脾胃复伤，须补养为主。不信，乃服峻厉之剂，后变风症，竟不起。

案 3 一小儿两目连劄，或色赤，或时拭眉。此肝经风热，欲作肝疳也，用四味肥儿丸加龙胆草而瘥。(《保婴撮要·目内症》)

案 4 嘉靖甲寅，敬臣之女，年十二，患脾胃素弱，自夏入秋，时泻时止，小腹微痛，至八九月间，遂成疳积之症。发热凡二十余日不止，汗泄热解，汗已复热，自中脘至小腹膨胀坚直，大便溏，气喘咳嗽作嗳，俱昼轻夜重，彻夜烦躁不睡，鼻塞眼暗谵语，其母以为必死矣。立斋先生诊之曰：脉浮大而无根，此大虚证也，非独参汤不可。乃用参一两，加熟附三分，煨生姜三片，日进二剂。仍并渣煎服之，大下疳积，其气甚腥，腹渐宽，热渐减，脉渐敛。然手犹寻捻不已，鼻孔出血。先生曰：此肝(按医理，疑此"肝"乃"疳"之讹字)证也。煎六味丸料与之，一服如脱。乃昼服独参姜附汤，夜服六味丸料，脉渐有根，诸症渐退。先此手足恒热，至是乃始觉寒。先生喜曰：此病邪尽退，而真气见矣。然犹饮食不进，乃单用六君子汤加炮姜，遂能食；咳嗽独甚，与补中益气汤嗽遂止，夜始有睡。凡弱女之得生，皆先生力也。向非先生卓有定见，专治其本，而其末自愈，则奄奄一息之躯，岂堪杂剂之攻击哉！其为丘中之骨，盖必然矣。敬臣感激之余，无由以报，敬书施疗之颠末，以附医录，庶不泯先生之功，且以告同患此者，幸无所误。亦推广先生一念之仁于万一云尔！孟冬望日，眷晚生王敬臣顿首拜书。(《保婴撮要·发热症》)

案 5 一小儿面色萎黄，眼胞微肿，作渴腹胀，饮食少思，小便澄白，大便不实。此脾疳之疳也，用四君子加山栀、芜荑，兼用四味肥儿丸而愈。(《保婴撮要·白浊》)

案 6 陈职方孙三岁，面颊患疮，沿蚀两目，肚大青筋，小便澄白。此肝疳之症也，用大芜荑汤，二剂而愈。

案 7 陈司厅子，遍身生疮，面色萎黄，腹胀内热，大便不调，饮食少思，倦怠口干。为肝脾疳症，用大芦荟丸，不月而痊。

案 8 一小儿腹内结块，小便不调。此肝经内疳也，用龙胆泻肝汤及大味芦荟丸而痊。

案 9 一小儿食泥土，困睡泄泻，遍身如疥。此脾经内外疳也，用六君子汤、肥儿丸而愈。

案 10 一小儿面黄颊赤，发热作渴，睡中惊悸。此心经内外疳也，用秘旨安神丸而痊。

案 11 一小儿患前症，兼掌心发热，遍身如疥，用安神、肥儿二丸而愈。

案 12 一小儿咳嗽寒热，咽喉不利，鼻上有疮，久而不结痂。此肺经疳症也，用地黄清肺饮而痊。

案 13 一小儿下疳溃痛，爪黑面黧，遍身生疥。此肝经内外疳也，用地黄、芦荟二丸而愈。

案 14 史少参幼子二岁，项后结核，不时仰叫，或以为热疮内溃，用针决之，服消毒之药后，曲腰啼哭。余谓此名无辜疳，仰身而哭，外钓症也；腰曲而啼，内钓症也，元气败矣。果殁。

案 15 一小儿四肢消瘦，肚腹渐大，寒热嗜卧，作渴引饮。此肝脾疳也，名丁奚、哺露。用白术散为主，佐以十全丹，月余诸症渐愈，乃以异功散加当归及六味丸而痊。

案 16 一小儿患疳，虚症悉具，热如火炙，病状不能尽述。朝用异功散，夕用四味肥儿丸，月余诸症稍愈，佐以九味地黄丸，自能行立。遂朝以六味地黄丸，夕以异功散及蚵蟆丸而痊。

案 17 一小儿四肢消瘦，肚腹胀大，行步不能，作渴发热，去后臭秽，以十全丹数服，诸症渐愈，又用异功散、肥儿丸，调理渐愈。（《保婴撮要·疳症》）

案 18 一小儿不时患之，兼颊侧结核，此肝疳之症，先用龙胆泻肝汤二剂，以治肝火；又用四味肥儿丸、五味异功散加升麻、柴胡，消疳健脾而愈。（《保婴撮要·热毒疮疡》）

案 19 一小儿患此，服克治之药，致寒热腹膨。此肝脾疳症，先用五味异功散加柴胡、升麻，佐以九味芦荟丸渐退，又用四味肥儿丸、五味异功散而消。（《保婴撮要·热毒瘰疬》）

案 20 一小儿患口疮，寒热嗜卧，作泻引饮。此脾疳气虚发热而津液不足也，先用白术散以生胃气，再用四味肥儿丸治以疳症。两月余，又用异功散而安。

案 21 一小儿口疮，身热如炙，肚腹胀大。此脾疳内作。朝用五味异功散，夕用四味肥儿丸，稍愈；又以地黄、虾蟆二丸，兼服而愈。

案 22 一小儿齿龈腐烂，头面生疮，体瘦发热。此脾疳所致。先用大芦荟丸，又用四味肥儿丸、大枫膏而愈。（《保婴撮要·诸疳口疮》）

案 23 一小儿耳后结数核作痛，左腮青赤。此肝疳积热所致，用四味肥儿丸、柴胡清肝散，及五味异功散加柴胡、升麻而消。

案 24 一小儿久患前症，耳下结核。余曰：此肝脾疳毒也。久而不愈，则先用五味异功散加柴胡栀子散清其肝火；后用四味肥儿丸治其疳而愈。

案 25 一小儿患前症，耳后结核，大便酸臭，饮食减少。余谓此脾疳所致，先用五味异功散为主，异功散为佐而愈。

案 26 一小儿患前症，头皮光急，发热作渴，小便频数。余谓此肾肝之疳也，用地黄丸为主，朝用补中益气汤，夕用五味异功散而愈。

案 27 一小儿患前症，鼻准色黄，左腮色青，食少泄泻。服犀角丸，形体瘦弱，口渴饮汤。余用补中益气汤健其脾气，佐以四味肥儿丸消其腑毒而愈。（《保婴撮要·头面疮》）

案 28 一小儿两拗肿痛，小便赤涩，或兼澄白。肝脾疳症。先用九味芦荟丸数服，诸症渐退；次用四味肥儿丸，二十余服而愈。（《保婴撮要·便痈》）

案 29 一小儿口干作渴，发冷泄泻，诸药不效，皆谓不起，右关脉弦数，按之沉伏，寻揣腹中隐伏一块鸡卵大。此肝脾疳也，用蟾蜍丸，三月而消；兼服地黄丸，三月诸症渐退；却以白术散为主，四味肥儿丸为佐而痊。（《保婴撮要·作渴不止》）

三、孙一奎案

案 1 陈春野孝廉二令爱，患丁奚疳痢，四肢浮肿，以布袋丸与大安丸同服则大泻，用参苓白术散加泽泻、山楂、麦芽，泻亦不止。神气大弱，谷粒不入口，小水不利，大便一日仍三五次，积滞未除，改以参苓白术散，加肉果与服，泻稍止，食粥一盏。下午因食红枣数枚，夜分痰忽起，其势甚危。急与苏合丸，服之而愈。再以参苓白术散，加石菖蒲、藿香、炮姜、肉果，调理全安。（《孙文垣医案·陈春野公令爱丁奚疳痢》）

案 2 潘见所老先生有一小盛价（盛价：对别人仆役的尊称），年可十六七，发热于午后。城中周友以为阴虚，而为滋阴降火，服三十余剂，热益加，且腹中渐胀，面色清白。仍以六味地黄丸加黄柏、知母、麦冬、五味子之类。又三十剂，而腹大如斗，坚如石，饮食大减，发黄成穗，额颅光亮，口渴不可言，两腿大肉消尽，眼大，面肉皆消，肌肤枯燥如松树皮，奄奄一骷髅耳。予观其目之神，尚五分存，欲为治剂。潘公门下诸人语予曰：形症如是，死在目下，尚可服药乎？予曰：症非死候，为用药者误耳。譬之树木，若根本坏而枝叶枯焦，非力可生。今焦枯乃斧斤伤其枝叶，而根本仍在也。设灌溉有方，犹可冀生，安可遽弃？予以神授丹，日用一丸，煮猪肉四两饲之。十日腹软其半，热亦消其半，神色渐好。潘见老诘余曰：此何症？公能肉枯骨如此之神？予曰：此疳积症也。彼误认为肾虚，而用补阴之药，是以滞益滞，腹焉得不大不坚？公曰：彼纯用寒而热愈炽，君用非寒而热反退，此何说焉？予曰：此热乃湿热，由脾虚所致，补阴之剂皆湿类，盖脾属土，恶湿喜燥，今以大芦荟丸、肥儿丸调理一月，可全瘳矣。公曰：善，微先生，此仆已为泉下物矣。[《孙文垣医案·潘见所老先生小盛价疳积(有发明)》]

案3 亮卿令爱，右目红肿，如腹中饱，眼乃能开，饥则眼不能开，此疳积虚寒症也。以夏枯草二钱，甘草、谷精草各一钱，香附一钱五分，煎服。四帖而安。(《孙文垣医案·亮卿令爱右目红肿》)

案4 族侄孙女，年甫十岁，大便脱肛，鼻中时常出血，夜多咬牙，肚热面黄，将成疳症。以山楂、青蒿、枳实、升麻、酒连、滑石各一两，甘草、芦荟、干蟾各五钱，俱为末，神曲糊为丸。一料痊愈。(《孙文垣医案·侄孙女十岁大便脱肛鼻中出血》)

案5 程晓山中风，归而逆予诊时，其子仅七岁，中麻，西吴呼为瘄子，姑苏呼为沙子，一月余矣。发热如故，咳嗽声哑，肌削骨立，头发尽秃。众医束手，举家也堕泪而已。余以诊晓山见之，曰：举家惊惶，谓此儿不保耶？此疳症，疳因麻后虚热而发。以大芦荟丸治之，可获万全。君家初不问予者，谓予非幼科专门也。不知此特大方家余事耳。为制药服之，药未尽而病瘳。松谷君语其乡人曰：东宿公见病而决死生，治病而随俗为变，一秦越人也，孙真人后身非耶？予闻之而三谢不敏。(《孙文垣医案·乃郎麻后疳症》)

案6 族太学从献长郎，七岁时患痢，红白稠黏，而红更多，饮食少，形气弱。于时太学应南都试，其兄从明雅知予，因逆予视。视毕，予曰：此不可以寻常治治也，法当补。从明曰：语云无积不成痢，故法先推。今不下而遽用补,积何从去? 予曰:足下论者,常也。治病贵先察症,古人有先攻后补,有先补后攻者,因症投剂,不胶于常也。今形瘦体弱,面色青,禀受大不足者,饮食又少,予故用补。欲使宁有余,即不如意,犹可措手。若拘常法下之,倘有变,将奈之何? 从明是予而索药。即以四君子汤加归、芍、黄连、山楂,与服三帖,而病无进退。妇道间有议予非幼科专门,令更请夏氏。夏至,即语予先不下而用补,以至迁延如是。夏曰:幸不下,若下今不可为。叩其故。曰:丹溪云大孔如竹筒者不治。今肛门有竹筒状,岂可下? 然也不必补,香连丸、六一散可愈耳。三服而痢愈频,其痛愈甚,又加恶心,而神气惫。又更请汪恒春,汪至亦以香连丸、黄芩芍药汤与之,痢下日夜不可以数计,饮食不入口。妇道信耳,谓二氏有时名,故递迎之。独从明持议复逆予。予往,观其形神大非昔比,知中气虚极,非理中汤不可。用人参、白术各二钱五分,酒炒白芍药、白茯苓各一钱,炙甘草、炮姜各八分,肉桂三分。四帖痢即减半。前方减其半料,又六帖,而饮食进,痢亦止。稠黏虽无,而血水日夜仍三五行,肌肉亦未生。予思其故,必疳疾从虚而动,用如圣丸以治疳病,则全瘳矣。[《孙文垣医案·从献长郎七岁患痢痢后成疳(有发明)》]

案7 又令郎八岁,原有疳积虫痛,因幼科攻克太过,脾气不足,面色青。以启脾丸为主,药用人参、白术、茯苓、甘草、白芍药、山楂、泽泻、薏苡仁、白扁豆、使君子、芦荟、鸡肫皮,以神曲糊为丸,一料而瘳。(《孙文垣医案·又令郎八岁疳积虫痛》)

四、缪希雍案

案1 张守为幼郎,患痨疳,嗜食易饥,腹如蜘蛛,过数日一泻,泻则无度,面目黧黑,指节中亦几无剩肉矣。其母亦病,诊脉紧数,骨蒸劳热,大渴引饮,淋闭,自产后已然。马铭鞠曰:儿病实母病也。用麦门冬、枇杷叶、怀生地、白芍药、青蒿、鳖甲之属以治母;用干蟾为君,加犀角、羚羊角、白芙蓉花、牛黄,每用分许,日入鸡肝内,饭上蒸服以治儿;再用滑石、白扁豆、白茯苓、车前子、山楂肉、五谷虫等分为末,拌人乳晒干七次,略入砂仁末,陈皮汤丸弹子大,日进两丸。不二十日,子母俱痊。二方绝无药气,故儿喜吃之。

案2 顾鸣六乃郎,禀赋素弱,年数岁,患脾虚证,饮食绝不沾唇,父母强之,终日不满稀粥半盂,形体倍削,鸣六深以为忧。予为之疏一丸方,以人参为君，茯苓、山药、橘红、白芍药、莲肉、扁豆为佐，更定一加味集灵膏相间服之。百日后，饮食顿加，半年肌体丰满。世人徒知香燥温补为治脾虚之法，而不知甘寒滋润益阴之有益于脾也。治病全在活法，不宜拘滞。（《先醒斋医学广笔记·幼科》）

五、倪士奇案

中翰吴函三公三郎，方四岁，病年余，腹大胸满，肢瘦面黄，每夜发热甚炽，至天明稍退，午后复然，诸幼科调治年余，终为难疗，只暂扶脾胃而已。丙子初夏，谒何师相，师相语中翰留余治郎疾，意甚诚恳。余亦精心诊视，察其必成疳症，气口脉沉滑有力，内有积滞痰饮结于胸中，发热者，皆是痰之所为也。必痰消而后热止。询之乳母，一年前尝食饼乳受惊，胸中块有茶杯大，至今未消，按之果然。夫块，在左属肝经积血，在右属气滞，在中属痰饮，脉症相参，痰更无疑矣。因用狗宝一两，牛黄三钱，朱砂二钱，玄明粉一钱，每服一钱，蜜和淡姜汤送下。一服滞痰少下，次早一服，午后下如鸡子清滞痰碗余矣，腥臭殆不可闻，于是痞块尽消，其热顿清，随服和胃健脾药饵调理之。余恳师相亲嘱何夫人，禁忌口腹，恐脾土复伤，致成脾虚之候。用四君子汤加山楂、麦芽、山药、扁豆以扶脾胃，又制肥儿圆半消半补，恐饮食多啖，不能运化，用人参、白术、茯苓、甘草、山楂、麦芽、青皮、陈皮、半夏、莲肉、五谷虫，蜜丸重一钱，一粒空心午后大枣汤送下。调摄月余，脾胃冲和，饮食易化，肌肤润泽，从此可跻寿域，余遂拜辞师相，返棹邗江矣。（《两都医案·治吴函三三郎疳症》）

六、王式钰案

一小儿疳痢，下脓血，脱肛，濒于死者屡矣。用张道人沉香丸方，服半月而效。

沉香、人参、全蝎、胡黄连、乳香、龙骨、甘草，枣肉为丸梧子大，每服三粒，米饮下，日二服。（《东皋草堂医案·疳》）

七、叶天士案

案1 沈。稚年歇乳进谷，脾胃气馁少运，腹膨目翳，是为五疳，夏日中土司令,久病投以补气,恰合调其脾胃,近日呕吐泄泻身热,乃寒暄失和,致食不易化,小溲既少,腑气不和。余幼科久疏,忆钱氏每以调中为主,而驱邪都主轻法,深虑脾土伤,则延惊痫耳(脾胃虚,腑气不和)。

益智仁,焦术,茯苓,广皮,藿香梗,厚朴,楂肉,泽泻。

案2 张四岁。五疳,腹胀数月,法当疏补。

人参,茯苓,麦芽,炒楂肉,广皮,半夏,湖莲。

又:照前方去半夏、湖莲,加泽泻。

案3 陈五岁。官人自汗,短气咳嗽,风温见症,肌腠有痤痱之形,与疹瘄腑病不同。但幼稚生阳充沛,春深入夏,形质日减,色脉是虚,而补脾辛甘不应,腹满,按之自软,二便原得通利,腹痛时发时止,痛已即能饮食,考幼科五疳,与大方五劳相类。疳必因郁热为积为虫,此饮食不充肌肤也,病来非暴,攻之由渐。再论疳热虫积,古人治肝治胃恒多,而洁古、东垣,于内伤夹滞,每制丸剂以缓治,取义乎渣质有形,与汤饮异歧。刻下温邪扰攘之余,聊以甘凉之属,清养胃阴,以化肺热,其辛气泄表不宜进(内伤夹滞虫积)。

甜杏仁、麦冬、地骨皮、生甘草、冬桑叶、玉竹,和入青甘蔗汁一酒杯。

仿治疳热羸瘦,从阳明、厥阴,疏通、消补兼施。

丸方:人参,黄连,芦荟,川楝子,使君子,茯苓,白芍,广皮,胡黄连,南山楂。

案4 某七岁。食物不节,脾胃受戕,腹膨,大便不调,此属脾疳(食伤脾胃)。

焦术,茯苓,广皮,益智仁,大腹皮,木瓜,炮姜,炒神曲。

案5 吴九岁。能食,色枯形瘦,暮热泄泻。此皆口腹不慎,值长夏温热,脾胃受伤,将成五疳。

青蒿梗,枳实炭,胡黄连,炒谷芽,炒白芍,炒山楂,广皮,茯苓,泽泻。

案6 王。五疳已久,脾胃受伤,食物不运,腹膨溏泻,此积聚未清,中焦先馁,完谷不化,肿胀皆至。难治之症。七香饼。(《临证指南医案·疳》)

八、魏之琇案

案1 王三峰子二岁,多病。万视之曰:此乳少病也。王曰:儿乳极多。万不应,遂行。既而其母验其乳媪,果无乳也。询之,夜则嚼饭以哺之,或啖以粑果,夜则贮水以饮之。复求治。曰:欲使即换乳母,则儿认惯不可换也。若不使有乳妇人哺之,则疾终难治也。不若仍与旧母养之,择一少壮有乳者,夜则相伴,以乳哺之,久而惯熟,自相亲矣。王曰:有乳无乳,治法异乎?曰:有乳之疳,得之伤乳,乃饱病也,宜集胜丸。无乳之疳,得之失乳,乃饥病也,宜肥儿丸。调理一月而安。(《续名医类案》第二十八卷)

案 2 密斋长男,幼多病。一日,病疟后潮热,日益瘦,先父母忧之。全曰:此疳气也。用小柴胡加鳖甲、当归、川芎、陈皮、青皮为丸,服之愈。(《续名医类案》第二十九卷)

案 3 万密斋治朱氏子,年七岁,脾胃虚弱,食多则伤,食少则困,形瘦面黑。医者因其伤食,则与枳术保和丸以消导之。因其困倦,则与参术茯苓丸以补之。时补时消,精神日瘁,将成疳矣。万曰:脾胃素虚,不能消谷,故食易伤也。伤食而后消导之,则脾益虚。虚而复补,脾未得实,而伤者又至矣,岂良法哉?今专以补脾为主,内兼消导,名肥儿丸。用四君子加陈皮、青皮、木香、砂仁、山药、莲肉、使君子肉、神曲、麦芽、山楂肉,共为细末,荷叶包粳米,煮烂捣为丸,米饮下。自此不复伤食,肌肉渐肥。

案 4 教谕许厚子,年十四,吐血,医作痰火治不效。脉之,两尺右关皆不足,曰:年未二八,脉当沉紧,今反不足,当作胎禀怯弱之病。然观宗师体厚,何以有此?必夫人当有虚病,或乳少得之也(父母脏腑有病,儿多禀之,临症之工,宜留心也)。许曰:其母孕时果病,产后无乳。问治法,曰:十六岁后病此者曰劳,十五岁前病此者曰疳,疳即劳也(数语儿区不可不知)。宜用六味地黄丸以补肾,参苓白术丸以补脾,病自安矣。如言服之,一月而愈。

案 5 一女五岁,因感冒不愈变为疟,疟止变为痢,痢止成疳,肌肉消度,饮食减少,日啖莲肉十数妆。万视之曰:疳病也。形色虽衰,幸胃气尚存。可愈也。以集圣丸,调理三月而安。

案 6 胡氏子一岁,病脑后哑门穴(在风府穴之下,天柱两穴之中)生一毒,如桃大,已溃,白脓不干。万视之曰:此无辜疳也,法不能治。或问何谓无辜疳?曰:此《全幼金鉴》所载也。有妖鸟名睢,一名夜行游女,白昼不出,夜则出飞,此鸟无雄,飞入人家,遇褓褓衣晒晾未收者,则布毒其上,儿着此则病而死,掠取其魂,化为己子,是名无辜疳,亦传尸之类也。其病头上有核,破之内有白粉,况项下之疽,又九不治中之一症也。放云难治。五日果死。

案 7 龚子才治一小儿,四肢消瘦,肚腹胀大,行步不能,颇能饮食,作渴发热。去后臭秽。此脾脏伤也,用异功服肥儿丸调理而愈。

案 8 万密斋治一小儿五岁,腹大善食。初见之,谓其父母曰:乳多必损胃,食壅必伤脾,腹大如是,又纵其口腹,恐肠胃乃伤,不成肠癖,必成疳也。后果成疳,肚大青筋,以集圣丸调理而安。

案 9 胡凤厓子病疳,但多食则腹痛。曰:人以食为本,谷入作痛,岂新谷为患乎?必有旧谷为积,未能消去,故新谷相持也。乃与养脾消积丸,服之而安。

案 10 一儿八岁,形气甚弱,其父责令读书。谓曰:此儿禀弱,宜怀保之,不可一于严也。留养脾丸、肥儿丸与之。后半年,病成疳矣。一医谓伤食,以一粒金丹服之,病乃剧。延治问前药,则未服也。曰:不可治矣,一粒金丹内有草乌、巴豆大毒之品,此儿素性弱,食少而瘦,故与前丸调理,乃舍此而服彼,此犯虚虚之戒也。后果殁。

案 11 朱丹溪治一富家子,年十四,面黄,善啖易饥,非肉不饱,泄泻一月。脉之,两手皆大,不甚瘦倦。以为湿热当脾困而食少,今反形健而多食,且不渴,意其疾必虫作痢也。取大便视之,果蛔虫所为。适欲他往,令儿医用治虫药治之,禁其勿用去积药,待再诊而止痢也。后勿果,至次年春夏之交,其泻复作,腹不痛而口渴。曰:此去年治虫,而不治疳故也。遂以去疳之药,浓煎白术汤下,三日后而泻止。月后乃甚瘦,教以白术为君,白芍为臣,川芎、陈皮、黄连、胡黄连,入少芦荟为丸,白术汤服之,半月而止。禁其勿食肉与甜物,三年当自愈。

案 12 魏玉璜曰:俞氏儿四岁,痘后失调,致成疳疾,猛啖而频泻,腹大皮急,夜哭咬牙。因其母病延诊,药殊无效。适见医至,见所用药皆香、砂、楂、枳、车前、扁豆、茯苓、豆蔻类,皆消积渗利之品,儿益困惫,其母哭泣,至目肿流血。乃谓曰:今以母病托予,而子病不痊,则母病亦进,必先愈子,而后母可愈也。问当奈何?曰:无已,请以母所服分饮之,则两病俱愈矣。其家非素封,既难资费,又无旁议,遂如言治之,不逾旬,母子皆安。盖其母由产后,儿缘痘后,母则寒热往来,面足俱肿,恶露逾月不止,头痛不眠,食难下咽,与儿之症同为血虚生火,木盛克土而然。彼儿医者,乌能用生熟地黄、沙参、杞子、黄连、麦冬,以愈是疾哉?

案13 凌表侄孙四龄，予尝见之，曰：儿将病疳，不以为意也。逾半年，则疳已甚，天柱倾侧，脐突筋青，毛发脱落，股肉亦消，嗜食而泄，利亦极秽，多怒多啼，似难为矣。但其皮未急，目尚有神，乃与生地、杞子、沙参、麦冬、枣仁、米仁，病不减，心亦疑之。少加木香、砂仁，则泻益甚。西席黄澹翁，通人也，谓泄益甚，得毋香、砂为害乎？予曰：然。遂去之，益以熟地、川连，十余剂乃全愈。予女八九岁时，疳病枯瘠如柴矣，以六味加减，熟地用八钱，十剂而痊。向后，但以前方治，效者不可枚举。（《续名医类案》第三十卷）

九、吴瑭案

案1 乙酉七月初一日，陶二岁。幼孩手心热甚，舌微黄，身微热，体瘦神不足，防成疳疾。与疏补中焦，兼之消食。

云苓块三钱，苡仁三钱，广皮炭一钱，炒神曲一钱，厚朴八分，鸡内金一钱，益智仁七分。

煮三小杯，分三次服，三帖而愈。

案2 丁亥七月二十五日，孙九岁。疳疾已久，若不急讲调理饮食，则势不可为矣，用药以疏补中焦立法。

姜半夏三钱，茯苓连皮四钱，鸡内金（炒）二钱，益智仁钱半，厚朴二钱，楂炭钱半，广木香一钱，橘皮炭二钱。

煮三小杯，分三次服。

案3 丁亥十月二十四日，继男。脉大，浮取弦数，脾虚食滞，疳疾将成，大便频仍，面肿腹大，与温宣中焦法。

云苓皮三钱，苡仁四钱，益智仁钱半，姜半夏三钱，神曲（炒）三钱，黄芩炭钱半，白蔻仁一钱，橘皮炭二钱。

煮三小杯，分三次服，三帖。

二十八日，大便后见血，乃小肠寒湿，加黄土汤法。

于前方内，加熟附子一钱，苍术炭三钱，灶中黄土四两。

再服三帖。（《吴鞠通医案·食积》）

十、程杏轩案

案1 予甥习方，稚年出麻，麻后热久不退，干咳无痰，肌瘦食少，粪如羊矢，神形疲困，诸医束手，姊氏忧惶，抱负来舍。予曰：此麻疳也，病属难疗。姊嘱拯治。思麻后热久，阴血必伤，干咳便难，津液必涸。计惟养阴保液，清肺润肠，庶可望效。方定麦味地黄汤，加石斛、沙参、玉竹、芝麻、阿胶、梨汁、白蜜。并令饮人乳，食猪肚汤。姊言："前医以嗽热未清，戒勿食荤。"予曰："谷肉果菜，食养尽之。今病久肠胃干枯，须假物类脂膏，以补人身血液。古有猪肤汤、猪肚丸可法也。"于是药食并进，执嗽渐减，便润食加，调治一月，诸候均愈，肌肉复生，乃送归焉。（《杏轩医案·叶习方甥麻疳》）

案2 予弟绮兰，服贾庐江。戊辰冬，予自中州回，道经彼地，羁留信宿。有王策勋先生者，与予弟善，抱其幼孙，恳为诊治。视其体热面黄，肢细腹大，发焦目暗，颈起结核。予曰：此乃疳疾。疳者，干也。小儿肠胃柔脆，乳食失调，运化不及，停积发热，热久津干，故名曰疳。又谓之丁奚哺露。丁奚者，言奚童枯瘠如丁。哺露者，言愈哺而骨愈露。但是疾，每多生虫，虫蟊日滋，侵蚀脏腑，非寻常药饵所能去病。古方有布袋丸，治此证多验。药用人参、白术、茯苓、使君子肉各一两，芦荟、夜明砂、芜荑、甘草各五钱，共为末，蒸饼糊丸，每粒约重三钱，日用一丸，以夏布袋盛之，另切精猪肉二两，同煮汁服，肉亦可食。如法制就，服完一料而愈。（《杏轩医案·王策勋先生幼孙疳疾》）

十一、沈青霞案

丁亥四月二十一日午刻，宝应专足到扬，方三少爷揖翁信云：兆萱小姐吐病复发，身热昏睡数日矣。余于午后三点钟动身，二十二日夜九点钟已到宝应公馆矣。

二十三日，因平昔乱吃肥甘生冷零碎之物，以致脾伤气滞，津液损，掌心热，偶尔受凉多食，则呕吐身热之病复作，昏昏沉沉，数日不解，合宅惊慌。谛思此证已到发多次，是宿食积于肠胃，内液日干。《经》云：小儿疳积是也。

川朴，神曲，陈皮，茅术，栝蒌仁，紫苏子，甘草，车前子。

二十四日，小儿脏腑脆薄，瞎吃伤脾，津液耗乏，面青白而无华色，唇白，舌中白腻而厚，掌心亢热，大便闭塞，胃日强，脾日弱，《经》所谓胃强脾弱，即是疳积状貌。《经》云：胃虚则吐。细视面色，唇舌，其色淡，此由滞在内，复为食伤，虚证也。只能扶正胜邪，宜补以润之。或者大肠不燥，胃气和，其积可消。若用消磨攻下之法，重伤正气，是为虚虚矣。拟早服五仁丸，午后服参苓白术散。

人参、白术、茯苓、桔梗、山药、扁豆、砂仁、甘草、莲子、杏仁、桃仁、柏子仁、郁李仁、松子仁、陈皮。

研末，炼蜜做四丸，约四钱一丸，分作四日服。

夜半出黑粒屎如串珠两条，约二三十粒。

二十五日，丸药煎方，照前日服，又出黑粟如串珠三四条。

二十六日，丸药煎方照服，又下黑粟不少，但屎黑如龙眼核，焦干而无潮润之气。此正气不足，故大便积聚，塞住肛门，而难出也。

二十七日，小儿有病，皆由受凉吹气，饮食不节，致伤脾风，滞积胶固日久，正气愈伤。细问病之情形，两年来已发十余次，病发则呕吐，发热昏睡，手心烧，大便结，日积月累，内中津液为陈积耗干，胃日强，脾日弱。幸而发未焦枯，如发不润泽，则疳积真矣。余用五仁丸以润大肠，参苓白术散以补脾土，三日间连出黑粟屎甚多，然历年致病之陈积，犹未下也，必须正气充足，脾气健旺，庶乎可望积消矣。拟补中益气汤，以升降清浊，是三道之法也。

黄芪、人参、白术、柴胡、升麻、陈皮、当归、炙草、生姜、大枣。

二十八日，昨日又出黑粟屎如串珠者，两三段，掌心热，虽未退尽，以手重按之，似乎不大干尢矣，仍服原方。

二十九日，从早起至午，连出三次黑屎，其中如豆粒，如钮扣，色黑如铁弹，夹在屎中，顷刻间，又出新粪，实属不少。四岁小儿，肠胃多大，数日间出陈屎新屎，如此之多，可怕人也。积去病差，非伤食而何。俗云：病从口入。以后切不可再使小儿饮食不节，小心谨慎一百二十天，真气复元，其积自无矣。若不留心，仍蹈前辙，虽和缓亦难挽回。慎之！慎之！（《青霞医案》）

十二、柳宝诒案

案1 朱。病久脾虚，而湿积未化。内热腹膨，面色浮白带青，稍纳谷食，大便即溏，此积久成疳之证。当与健脾清胃，缓缓调之。

炒于术、白芍（土炒）、炙鸡金、川朴、金石斛、枳实（炒）、炒谷麦芽（各）、丹皮炭,茯苓皮,通草,砂仁,荷叶。

案2 庄。腹膨内热,齿燥舌光。疳热留恋已久,调治不易。姑与清疳和中。

金石斛,青蒿,炒丹皮,枳实炭,炙鸡金,白芍(土炒),砂仁,大腹皮,茯苓皮,生甘草,广木香,荷叶。

另:肥儿丸,每服一粒,冰糖汤送下。

案3 金。先患积热腹痛,刻下痛势虽减,而疳热伤阴,肝脾两脏均有虚热留恋。脉象偏数,舌色偏红。童年阴气未壮,易损难复。钱仲阳以六味补阴,未免专重于肾,于此证尚未恰合。拟即仿其意,而以肝脾为主,用资生合归脾法。

党参(炒),于术(土炒),大生地(切薄片,烘脆,勿枯),白芍,归身(土炒),炒丹皮,山药,扁豆(炒),青蒿珠,小青皮,广陈皮,枳实(炒),炙鸡金,甘草,麦冬(炒),川连(土炒),煨木香,金石斛,茯神。

上药为末,煨姜二钱,干荷叶二两,煎汤泛丸。(《柳宝诒医案·小儿》)

十三、王堉案

案 里中段克宽之孙,得疳疾不起数日矣。遇野医视之曰:此痞也,割之可愈。乃割其耳根并割其手之虎口,而病不去。又数日,则两眼羞涩难间,头大颈细,腹有青筋,时时张口作睡态,无法可施。段乃抱而问余,余视其形状,告曰:野医以为痞良是,但俗之所谓痞,即古之所谓疳也。病有十余种,五脏六腑皆有此病。令孙所患,乃肝疳也。始而发呕,继而胁胀。肝火上冲于目,故流泪羞明,渐而起云翳。不三月,两目瞽矣。目瞽而病蚀其肝,命亦随之而去,此时尚可挽回,若再迟月余,则无救矣。段以仵作积财,家颇裕,而猥鄙特甚。又告曰:此病性命相关,若重财轻命,小效而中止,不如勿治也。段力表其不能,乃先施退翳散,并逍遥散清其肝,服而后来,则翳已清,精神亦好,又处以化痞消疳汤服之。数日遇于途,谢曰:孙病已全愈,天太热不能多服药。余曰:固知尔之吝也,此时病虽去而元气未复,脾部尚虚,不力培之,将复作也,如不愿服药,宜买芦荟消疳丸过半斤而后可。否则再病,勿求余也,段笑而颔之。不知能听之否?乃知龌龊之流,不足与论病,并不足论事也。(《醉花窗医案·小儿肝疳》)

第二节　近现代医案

一、孔伯华案

案1　王，男童。

初诊(十月二十五日)　疳积兼有虫蚀，脘腹胀痛，心神迷离，兼作呕逆，脉大而弦数。治以攻荡抑肝，杀虫化积之品。

生牡蛎四钱，枳实二钱，三棱钱半，煨使君子三钱，生鳖甲钱半，厚朴七分，莪术钱半，煨榧子肉三钱，莲子心钱半，雷丸三钱，六曲三钱，生甘草三钱，大腹绒钱半，醋军炭五分，橘核三钱，元明粉五分，紫雪丹(分冲)三分。

案2　李，男童。

一诊(七月十三日)　水食相凝，积而成痞，腹部坚硬如石，脾脏运化失常，面色黄瘦，便溏，脉弦滑，宜消积化痞。

荆三棱二钱，蓬莪术二钱，莱菔子四钱，炒黑丑钱，炒白丑钱，煨木香二钱，生橘核四钱，川楝子二钱，陈皮二钱，大腹绒二钱，台乌药三钱，旋覆花四钱，焦内金三钱，生赭石三钱，生知母三钱，生黄柏三钱，云苓皮四钱，焦谷芽三钱，焦稻芽三钱，鲜藕两，鲜荷叶一个。

二诊(七月十六日)　晋(晋："进"之义)前方药后，一般情况好，惟午后低热，大便秘结。

再依原方加生鳖甲三钱，全瓜蒌两(元明粉钱拌)。

三诊(七月二十日)　连服前方药，低热已退，大便近畅，腹中结痞渐消且软，继服前方药。

案3　田，男童。

初诊(十一月二十三日)　疳积已久，上攻牙龈及目睛，齿已自脱，目生白翳，延日较久，正不胜邪，脉弦数而大，拟咸软退翳。

生决明(研，先煎)六钱，三棱二钱，生牡蛎(布包，先煎)三钱，莪术二钱，生鳖甲(先煎)三钱，雷丸二钱，龙胆草一钱，枳实二钱，川黄连一钱，大腹绒二钱，净蛇蜕二钱，全蝉衣二钱，煨榧子肉三钱，槟榔五分，青黛(布包)三钱，密蒙花三钱，黄土汤煎。犀黄丸(分化)三分，化痞膏一帖，加麝香一分外贴。

二诊（十二月十四日） 疳积久而上攻，目生云翳，服前方药尚未退，右目亦渐及，究其实仍属积痞不化所致也，再前方增减。

生石决明（研，先煎）六钱，木贼草三钱，生石膏（研，先煎）六钱，三棱一钱，莪术一钱，雷丸三钱，蝉衣三钱，蛇蜕三钱，金银花三钱，谷精草三钱，龙胆草一钱，密蒙花三钱，辛夷二钱，生枳实一钱，知母三钱，荷叶一个，车前子（布包）三钱。

黄土汤煎：烂积丸（分和）六分。

【按】 用黄土煎者，多用生黄土，放陶罐或地上挖坑，用水调匀，放白矾沉淀一夜，早起用其水煮药，其意土为脾之本气，健脾化湿，并治肠风、便血。

案4 熊，女幼。

一诊（八月十七日） 疳积已久，生长之机因督脉而上攻后脑，逐渐长大，精力衰败，大便自利，四肢水肿，正不胜邪，法在不治，姑予咸软攻化。

生牡蛎（布包，先煎）三钱，三棱三分，云苓皮三钱，焦六曲三钱，莪术三分，鲜石斛（劈，先煎）三钱，炒秫米三钱，生甘草一钱，生鳖甲一钱五分，川黄连七分，大腹绒一钱，盐橘核三钱，鸡内金三钱，知母三钱，烂积丸（分化）四分。

二诊（八月二十三日） 加滑石块三钱，焦白术（土炒）八分。

黄土汤煎。

案5 萧，男童。

一诊（十二月初七日） 肝脾不和，食入不化，渐成痞积，神短肌消，大便秘结，腹中有时痛楚，脉弦实而数，宜软坚荡积。

生牡蛎（布包，先煎）三钱，京三棱一钱，石决明（生研，先煎）五钱，蓬莪术一钱，生枳实钱五分，全瓜蒌六钱，大腹绒钱五分，川楝子二钱，焦六曲三钱，知母三钱，川黄柏三钱，厚朴一钱，元明粉八分，酒川军（开水泡兑）六分。

案6 萧，男童。

一诊（十二月初七日） 肝脾不和，食入不化，渐成痞积，神短肌消，大便秘结，腹中有时痛楚，脉弦实而数，宜软坚荡积。

生牡蛎（布包，先煎）三钱，京三棱一钱，石决明（生研，先煎）五钱，蓬莪术一钱，生枳实一钱五分，全瓜蒌六钱，大腹绒一钱五分，川楝子二钱，焦六曲三钱，知母三钱，川黄柏三钱，厚朴一钱，元明粉八分，酒川军（开水泡兑）六分。

案7 张,男童。

一诊(七月初五日) 肝脾并病,痞积左胁及中脘,坚硬而胀满,潮热颇甚,脉大而数,面色黧黑而滞,亟宜咸软芳通。

生牡蛎三钱,旋覆花一钱五分,小青皮一钱,川黄连一钱,生鳖甲一钱,代赭石一钱,生枳实一钱,竹茹四钱,石决明六钱,台乌药三钱,地骨皮三钱,甘草五分,川牛膝二钱,三棱三分,莪术三分,稻芽三钱,元明粉(冲)四分,烂积丸(二次化)二分。(《孔伯华医集》)

二、徐小圃案

案1 陈幼。

断乳之后,胃强脾弱,知饥嗜食,懊侬善啼,腹膨露筋,形体瘦削,色悴无华,大便完谷,舌有薄苔,脉数。延久恐其成损,当节饮食。

炒白术12 g,胡黄连1.8 g,活磁石(先煎)30 g,生龙齿(先煎)30 g,黄芪12 g,朱茯苓12 g,合欢皮6 g,夜交藤15 g,炙鸡金12 g,炙干蟾9 g,炙五谷虫9 g,乌梅炭4.5 g,黑枣4枚。

【按】本例起于断乳之后,可知与后天失调、营养不良有关;复加饮食不慎,中州受损,脾胃津液干涸,生化之源匮乏,精血不得濡养而诸恙丛生。徐小圃指出疳证患儿嗜食而大便完谷(俗谓能食而不能化),乃为胃强脾弱,运化无权。治疗宜培脾健运、和中消疳为法。方内炒白术、黄芪、赤苓、鸡内金、黑枣皆补脾益气,健运厚土;磁石、龙齿、合欢皮、夜交藤宁神除烦;乌梅炭酸涩生津,且有和胃安蛔之功;胡黄连、炙干蟾、五谷虫三味乃是治疳专药,配伍成方,治疳功效益彰。

案2 吴幼。

胃强脾弱,形削腹大,嗜食,便溏,懊侬殊甚,舌白,脉软。疳积已成,恐其成疳损。

炒白术12 g,炮姜炭4.5 g,胡黄连2.4 g,活磁石(先煎)30 g,生龙齿(先煎)30 g,合欢皮6 g,朱茯苓12 g,酸枣仁12 g,怀山药12 g,炙鸡内金12 g,炙五谷虫9 g,乌梅炭4.5 g,黑枣4枚。

【按】本例疳积,胃强脾弱,故形削腹大、嗜食、便溏;肝阴不足,肝阳易动,故懊侬殊甚。用白术、山药、黑枣、鸡内金、炮姜炭、乌梅炭培脾健运止泻;

胡黄连、五谷虫清胃消疳;磁石、龙齿、合欢皮、朱茯苓、枣仁平肝潜阳,安神除烦。

案3 陈幼。

初诊 胃强脾弱,嗜食善啼,形瘦色㿠。疳积已成,不易霍然。

胡黄连 2.4 g,活磁石(先煎)30 g,生龙齿(先煎)30 g,朱茯神 12 g,合欢花 6 g,炙干蟾 9 g,炙五谷虫 9 g,炙鸡内金 12 g,木蝴蝶 2.1 g,使君肉 12 g,芦荟 2.4 g。

二诊 宗前方损益治之。

胡黄连 2.4 g,活磁石(先煎)30 g,生龙齿(先煎)30 g,朱茯神 12 g,合欢花 6 g,炙干蟾 9 g,炙五谷虫 9 g,炙鸡内金 12 g,木蝴蝶 2.1 g,使君肉 12 g,油当归 9 g。

三诊 大便已通,嗜食善啼,舌白,脉软。再以培脾。

炒白术 12 g,胡黄连 1.8 g,活磁石 30 g(先煎),生龙齿 30 g(先煎),朱茯神 12 g,合欢花 6 g,炙干蟾 9 g,炙五谷虫 9 g,炙鸡内金 12 g,使君肉 12 g,炮姜炭 3 g。

四诊 嗜食善啼略减,形瘦色㿠,脉软,再以前方出入。

炒白术 12 g,活磁石 30 g(先煎),生龙齿 30 g(先煎),朱茯神 12 g,炙干蟾 6 g,炙五谷虫 9 g,炙鸡内金 12 g,使君肉 12 g,炮姜炭 4.5 g,煨益智仁 9 g,淫羊藿 9 g。

【按】疳证每由虫证转化而来,或兼有虫积,故在培脾健运、和中消疳之剂中,参用使君肉、芦荟驱虫之品。

案4 倪幼。

初诊 胃强脾弱,腹大嗜食,大便完谷,形削潮热,龈肿腐出血,舌有薄苔,脉息濡缓。疳积已成,恐其成慢。

川石斛 12 g,炒白术 12 g,胡黄连 2.1 g,生石膏(先煎)12 g,合欢皮 6 g,炙干蟾 9 g,炙五谷虫 12 g,炙鸡内金 12 g,乌梅炭 4.5 g,甘中黄 6 g,淫羊藿 9 g。

二诊 龈腐新化,潮热未除,腹大嗜食得减,面目虚浮,舌薄白,脉濡数,再宗前法。

川石斛 12 g,炒白术 12 g,小川连 2.1 g,银柴胡 4.5 g,生石膏(先煎)12 g,青蒿珠 9 g,炙干蟾 9 g,炙五谷虫 12 g,炙鸡内金 12 g,乌梅炭 4.5 g,带皮苓

12 g,制僵蚕 9 g,蔓荆子 9 g。

【按】本例疳积兼牙龈肿腐。方用胡黄连、干蟾、五谷虫清胃消疳;白术、鸡内金健脾助运;淫羊藿补肾助阳;合欢皮、乌梅炭除烦生津。兼见龈腐出血,乃胃热炽盛,故加石斛、石膏、甘中黄清热解毒。二诊时龈腐渐化,腹大嗜食得减,潮热未除,面目虚浮,原方去甘中黄、合欢皮、淫羊藿,加银柴胡、青蒿、蔓荆子除潮热,清头目,带皮苓淡渗利水。僵蚕一药,《本草正》谓"治小儿疳蚀,牙龈溃烂",故方中加用之。

案 5 曹幼。

虚热多汗,腹大嗜食,形体瘦削,舌光,脉细数,已成疳痨。

川桂枝 4.5 g,生白芍 9 g,黄芪皮 12 g,生牡蛎(先煎)60 g,黄附片(先煎)9 g,生龙齿(先煎)30 g,活磁石(先煎)30 g,合欢皮 6 g,炙干蟾 9 g,炙五谷虫 9 g,乌梅炭 4.5 g,油当归 12 g。

【按】本例已成疳痨,乃疳积日久,气血亏损。方用桂枝、白芍调和营卫以退虚热;黄芪皮益气固表;牡蛎补阴敛汗;附子、磁石、龙齿温肾潜阳;干蟾、五谷虫、合欢皮、乌梅炭消疳除烦生津;当归养血润肠。

案 6 王幼。

疳积半载,腹大嗜食,虚热形削,大便色淡,溺长肢冷,舌少苔,脉濡,不易图治。

党参 6 g,炒白术 9 g,茯苓 9 g,炙甘草 1.8 g,干葛 3 g,藿香梗 9 g,木香 2.4 g,胡黄连 2.4 g,白附片(先煎)9 g,煨益智仁 12 g,补骨脂 12 g,胡芦巴 12 g,炙五谷虫 9 g。

【按】本例疳积,腹大嗜食,虚热形削,大便色淡,乃胃强脾弱,疳热不清。方以七味白术散益气健脾和中;胡黄连、五谷虫清胃消疳。五谷虫一药又含有高蛋白,用之颇为对症。又见溺长肢冷,为肾阳不振,加附片、煨益智仁、补骨脂、胡芦巴以温肾助阳。

案 7 胡幼。

初诊 足肿入晚则甚,腹大嗜食,口干引饮,动则自汗,舌少苔,脉细数。气阴两伤,当以兼顾。

上安桂(后下)1.8 g,黄附片(先煎)9 g,活磁石(先煎)30 g,胡黄连 2.4 g,炒白术 12 g,怀山药 12 g,茯苓 12 g,炙甘草 2.4 g,干葛 4.5 g,煨益智仁 12 g,

胡芦巴12 g,炙干蟾9 g,乌梅炭4.5 g。

二诊 足肿略减,腹大嗜食,腑秘二日,烦躁善怒,舌少苔,脉细数,再宗前法。

上安桂(后下)1.5 g,黄附片(先煎)9 g,活磁石(先煎)30 g,石决明(先煎)30 g,紫贝齿(先煎)60 g,炒白术12 g,巴戟肉12 g,胡芦巴12 g,炙干蟾9 g,炙五谷虫9 g,乌梅炭4.5 g,黑枣4枚,油当归12 g。

三诊 足肿腹大已消,腑行亦畅,嗜食龈肿,舌起薄黄,脉息迟软。再宗前法,不变则佳。

黄附片(先煎)9 g,活磁石(先煎)30 g,胡黄连2.4 g,生石膏(先煎)18 g,炒白术12 g,合欢皮6 g,煨益智仁12 g,覆盆子12 g,菟丝子12 g,桑螵蛸12 g,炙五谷虫9 g,乌梅炭4.5 g,蛤粉(包煎)12 g。

【按】 疳积兼见足肿,称为"疳肿胀",多由脾肾两虚不能化水所致。本例症见足肿、口干等,辨证属气阴两伤。初诊方用安桂、附片、益智仁、胡芦巴温肾化水;白术、山药、甘草、茯苓健脾利水;胡黄连、干蟾清胃消疳;磁石平肝潜阳;乌梅炭、葛根生津止渴。二诊足肿略减,因烦躁善怒、腑秘,故酌减温涩之品,加石决明、紫贝齿清肝平肝,当归养血润肠。三诊足肿腹大已消,又见龈肿,脉迟软,加石膏清胃热,并以菟丝子等加重补肾助阳之力。

案8 刘幼。

形瘦发枯,两目起翳,羞明多泪,腹大嗜食,大便不实,舌少苔,脉虚软。疳积经久,胃强脾弱,肝阴不足。治以培脾养肝。

黄厚附片(先煎)9 g,炒白术12 g,怀山药12 g,炙干蟾9 g,炙鸡内金9 g,沙苑子12 g,稆豆衣12 g,甘枸杞9 g,乌梅炭4.5 g,炙五谷虫9 g,黑枣4枚。

【按】 疳疾目翳,每由脾病导致营养不良,累及肝经引起,俗称"疳积入眼"。因肝开窍于目,亦称"肝疳"。本例患儿疳积经久,脾虚不运,肝失血养,以致两目起翳。治以调摄脾胃,养肝明目之剂。药用附片、白术、山药、黑枣温阳培脾;沙苑子、稆豆衣、枸杞子补肝明目,炙鸡内金、干蟾、五谷虫健运消疳,乌梅炭和胃涩肠。对于疳疾目翳之症,徐小圃嘱患儿常服食鸡肝以补血益肝,颇有助益。

案9 叶幼。

疳积瞎眼,腹大虽消,咳呛转甚,口舌糜烂,脉息虚软,气阴两虚,四肢浮肿,再宗前法。

黄厚附片(先煎)9 g,炒白术 12 g,怀山药 12 g,川石斛 12 g,活磁石(先煎)30 g,生龙齿(先煎)30 g,潼蒺藜、白蒺藜各 12 g,稽豆衣 12 g,甘枸杞 9 g,乌梅炭 4.5 g,补骨脂 12 g,煨益智仁 12 g。

【按】本例疳积日久,致目翳"瞎眼"之症,方以白术、山药健脾益胃;潼蒺藜、白蒺藜、石斛、枸杞子、稽豆衣养肝明目;乌梅炭敛阴生津;磁石、龙齿平肝潜阳。四肢水肿乃脾肾阳虚,不能制水,加附子、益智仁、补骨脂温肾扶阳。(《徐小圃医案医论集》)

三、章次公案

案 1 陈儿。

初诊(二月六日) 营养缺乏太甚,古人亦归入疳门,两足水肿,影响于循环系。

炮附子 3 g,全当归 9 g,潞党参 4.5 g,薏苡仁 12 g,黄芪 45 g,炮姜炭 1.5 g,怀山药 9 g,生白术 9 g,麦芽 9 g,云茯苓 9 g,鸡内金 9 g,粉甘草 2.4 g。

案 2 沈儿。

其证候,可分二部分,一咳则呕吐,二腹膨时有苦楚之表情,当是腹痛。

广郁金 2.4 g,五谷虫 9 g,白苏子 3 g,姜半夏 4.5 g,广陈皮 4.5 g,云茯苓 6 g,生鸡内金 9 g,焦麦芽 9 g。(《金山医学摘粹》)

四、董廷瑶案

案 1(疳积初成案) 孙某,女,1 岁。

一诊 疳积腹满,口馋嗜食,毛发如穗,便下酸臭,舌苔薄腻,形色萎倦(针四缝穴有黏液)。再延防深,治拟消疳和脾。处方:

胡黄连 2.4 g,醋炒五谷虫 9 g,寒食曲 9 g,焦白术 6 g,广木香 2.4 g,焦甘草 2.4 g,小青皮 4.5 g,陈皮 3 g,佛手 4.5 g,炒扁豆 9 g。

3 剂。

二诊 疳积渐化,腹部较软,口馋嗜食,叫吵不安,舌淡苔润,形色消瘦,大便散杂(针四缝穴有黏液)。再拟消疳扶脾。处方:

党参 4.5 g,焦白术 6 g,茯苓 9 g,焦甘草 2.4 g,胡黄连 2.4 g,醋炒五谷虫

9g,寒食曲9g,陈皮3g,煨木香2.4g,炒扁豆9g,佛手4.5g。

3剂。

三诊 疳积已化,腹部亦软,形色转润,大便较调,但口馋嗜食仍有(针四缝穴黏液少)。再以原法。处方:

党参4.5g,炒于术6g,茯苓9g,清甘草3g,陈皮3g,怀山药9g,寒食曲9g,炒扁豆9g,广木香2.4g,佛手3g。

3剂。

嗣后胃纳如常,大便亦调,形神转活,舌淡苔薄,针四缝穴黏液少而见血。再以前法增损,9剂而愈。

【按】 该患儿疳积虽成,但病属初起,故治之以消为主。3剂后腹满较软,疳积渐化,故二诊时以消扶兼施。至三诊时疳积已化,大便转调,形色亦润,即以调补为主。本例乃先消后补法。

案2(疳积脾弱案) 苏某,男,2岁。

初诊 疳积腹满,面包苍黄,口馋嗜食,二目羞明,发稀如穗,舌苔薄腻(针四缝穴有黏液)。先以消疳和中。处方:

胡黄连2.4g,醋炒五谷虫9g,寒食曲9g,谷精珠9g,佛手4.5g,茯苓9g,清甘草2.4g,怀山药9g,夜明砂9g。

4剂。

二诊 疳积未化,腹部仍满,便泄3次,二目多眵,口馋嗜食(针四缝穴有黏液)。疳深脾虚,前法加减。处方:

胡黄连2.4g,醋炒五谷虫9g,寒食曲9g,煅三棱4.5g,煨莪术4.5g,茯苓9g,焦甘草2.4g,焦白术9g,煨木香2.4g,佛手4.5g。

3剂。

三诊 疳积渐化,腹部亦软,脾胃虚弱,大便散泄,舌苔已薄,二目时封(针四缝穴有少量黏液)。再以消疳扶脾。处方:

胡连2.4g,醋炒五谷虫6g,寒食曲9g,杭菊6g,怀山药9g,焦白术9g,煨木香2.4g,煨肉豆蔻9g,炒扁豆9g。

4剂。

四诊 疳积虽化,脾运未复,大便散泄,面色苍黄,胃纳尚和,舌苔淡白(针四缝穴已无黏液)。兹拟健脾消疳。处方:

党参 4.5 g,焦白术 9 g,茯苓 9 g,焦甘草 2.4 g,广木香 2.4 g,怀山药 9 g,炒扁豆 9 g,陈皮 3 g,醋炒五谷虫 9 g,寒食曲 9 g。

4 剂。

五诊 疳化腹软,胃和便调,形色转活。调扶善后。处方:

党参 4.5 g,焦白术 9 g,茯苓 9 g,清甘草 2.4 g,陈皮 3 g,怀山药 9 g,炒谷芽 9 g,佛手柑 4.5 g。

5 剂。

【按】本例患儿初诊时,疳积已成,脾胃亦虚,故以三补七消之法主之。四诊时疳化腹软,脾运未健,即侧重于补气益脾,调扶而愈。

案 3(脾虚气弱案) 沈某,男,16 个月。

初诊 疳久脾虚,面色苍黄,形消肉瘦,发稀如穗,拔之即起,大便溏泄,时常发热,舌淡苔薄。针四缝穴黏液多。病象已深,先予调和脾胃。处方:

党参 4.5 g,焦白术 9 g,淡附片 3 g,炮姜 1.5 g,煨木香 2.4 g,佛手柑 4.5 g,炒青皮 3 g,陈皮 3 g,炒麦芽 3 g。

3 剂。

二诊 疳积未化,腹满较软,而色稍润,胃纳一般,便利次少(针四缝穴有黏液)。治以消扶兼施。处方:

米炒党参 4.5 g,焦白术 9 g,茯苓 9 g,清甘草 3 g,佛手 4.5 g,青皮、陈皮各 3 g,广木香 2.4 g,煨三棱 4.5 g,煨莪术 4.5 g,寒食曲 9 g,醋炒五谷虫 9 g。

3 剂。

三诊 疳积渐化,腹部亦软,面色丰润,毛发渐泽,大便干实(针四缝穴黏液尚有)。再以前法。处方:

党参 4.5 g,焦白术 9 g,茯苓 9 g,清甘草 3 g,寒食曲 9 g,醋炒五谷虫 9 g,陈皮 3 g,佛手柑 3 g,怀山药 9 g,炒扁豆 9 g。

4 剂。

以后疳化腹软,胃和便调,色润发泽,针四缝穴带血,继进调补而愈。

【按】该患儿已是疳久脾虚,形消肉瘦,毛发稀枯,故初方即用温扶脾土之剂。二诊时元气略振,遂以消扶兼治。三诊时疳积渐化,方意即扶多消少。处方用药,各诊不同。

案 4(土不生金案) 徐某,女,14 个月。

初诊 疳积已久,形销骨立,毛发焦枯(针四缝穴有黏液)。继因感染而发热咳嗽,迁延不愈,舌苔厚腻,便下酸泄,腹部胀满,此为脾土不生肺金也。亟须消疳扶脾,使脾运得健,肺金自安。处方:

米炒党参4.5g,土炒白术9g,茯苓9g,清甘草2.4g,陈皮3g,炒青皮4.5g,姜半夏9g,佛手柑4.5g,寒食曲9g,醋炒五谷虫9g。

3剂。

二诊 疳消腹软,热度退净,胃纳亦和,咳瘥有痰,大便泄利,形体仍瘦,神色转润(针四缝穴黏液少)。兹拟调补为主。处方:

党参4.5g,炒于术6g,茯苓9g,清甘草2.4g,陈皮3g,怀山药9g,煨肉豆蔻6g,煨木香2.4g,炒扁豆9g,佛手柑4.5g。

3剂。

药后便和咳愈,针四缝穴见血,出院后仍以上方调扶。

【按】本例因高热咳嗽而住院,西医诊断为支气管肺炎,佝偻病。曾用青、链、红等抗生素治疗1周,高热虽降,低热不净,咳嗽频仍,请中医会诊。患儿原有疳积,脾土本弱,而致脾肺两虚,故新感后即成肺炎,且发热、咳嗽迁延不止。故须从本治疗,消疳扶脾,培土生金,使脾运一振,肺气自展。服3剂后即热退咳差,再3剂诸恙均平。此合乎"虚则补其母""治病必求于本"之经旨也。

案5(疳积有虫案) 刘某,女,6岁。

一诊 疳久虫积,面色萎黄,虫斑累累,形体消瘦,时常腹痛,胃纳较差,舌苔薄腻(针四缝穴有黏液)。治以消疳杀虫。处方:

胡黄连2.4g,醋炒五谷虫9g,寒食曲9g,苦楝根皮12g,使君子9g,白芜荑9g,炒青皮4.5g,广木香2.4g,雄黄1.8g。

3剂。

二诊 下虫数条,纳谷已动,腹痛不作,便下尚调,舌苔亦润(针四缝穴黏液少而见血)。再进消扶之剂。处方:

陈皮3g,青皮4.5g,广木香2.4g,寒食曲9g,炒党参4.5g,焦白术9g,醋炒五谷虫9g,茯苓9g,清甘草2.4g,佛手柑4.5g。

4剂。

药后纳和面润,疳积已化,续进调扶而平。

【按】本例为虫疳证。治疗上宜消疳杀虫或扶脾杀虫,须视病情浅深、体质强弱而灵活掌握。(《幼科刍言》)

五、奚伯初案

案1 陆幼,3岁。

初诊(3月1日) 腹大如箪,按之坚硬,形瘦骨立,易饥善食,大便干薄无常,胃刚脾柔,土不旋运,气血凝滞,已成疳积,所幸先天充沛,后天失调而已。治当先攻后补之法。

川厚朴一钱,莪术钱半,小青皮钱半,乌药钱半,陈皮一钱,枳实钱半,槟榔二钱,焦六曲二钱,砂仁(后入)六分,香谷芽二钱。

另用:活蟾蜍1只(一名癞虾蟆)将春砂仁纳入蟾腹中,尽量塞至不能再塞为止,外用黄泥涂在活蟾身上,在炭火上炙至泥红为度,将泥去掉,研成细末。服法:每日一分,第二日二分,第三日三分,第四日四分,第五日五分,至五分不能再加,以后每日五分,约连服3只,即可腹膨渐消。

二诊(3月11日) 前进蟾蜍等疗疳泻积化滞,旬日来,大腹胀满已消其半,按之松软,纳谷仍旺,胃气尚强,乘隙攻消,势不容缓。

莪术钱半,枳实钱半,大腹皮二钱,茯苓三钱,制厚朴一钱,广陈皮钱半,青皮钱半,乌药钱半,川楝子钱半,焦山楂二钱,五谷虫(漂炒)钱半。

续服蟾蜍1只,制法同上。

三诊(3月21日) 两进攻消泻积,理气化滞,腹胀已消,大便稀溏,纳食不如前旺,儿体易虚易实,中病即止,治当消补并施。

炒党参二钱,炒白术三钱,广陈皮一钱,仙半夏钱半,焦山楂二钱,枳壳钱半,炙鸡内金钱半,怀山药三钱,茯苓二钱,炙甘草七分,广木香一钱,砂仁(后入)五分,炒谷芽四钱。

案2 李幼,1岁半。

初诊(2月11日) 哺乳3个月,母病中断,又以护理不当,食物太杂,脏腑娇嫩,损伤脾胃,耗津伤液,舌红口渴,神烦不宁,灼热往来无定,大便溏薄,频下蛔虫,肌肉消烁,头大颈小,皮毛憔悴,腹膨且硬,纹色青滞,已成丁奚哺露。急为养阴清热,消疳化虫。

太子参二钱,胡黄连一钱,银柴胡一钱,使君子二钱,川石斛二钱,怀山药二钱,麦冬二钱,大腹皮二钱,炙鳖甲二钱,朱茯神二钱,炙鸡内金钱半。

禁忌喝水,以牛乳代茶,鸡鸭血佐餐。

二诊(2月15日) 清养胃阴,消疳化虫,辅以牛乳、鸡鸭血等扶久弱之虚劳,甘润益阴之法,半个月以来,阴液渐复,舌红转润,口已不渴,骨蒸灼热全退,肌肤不若昔日之憔悴矣。唯脾胃未和,大便时溏时干,昨又下虫2条,按腹稍软,青筋隐陷,恙势虽减,还当扶虚益阴,健脾驱虫。

太子参二钱,于术一钱,使君子肉二钱,胡黄连一钱,银柴胡一钱,雷丸二钱,鹤虱一钱,炙干蟾皮钱半,白芍钱半,大麦冬三钱,炙鸡内金钱半,五谷虫(漂炒)钱半。

每日吃牛乳半磅,鸡鸭血照常佐餐。

案3 陆幼,男,2岁。

初诊(11月24日) 断乳后饮食失节,中焦运化失其常度,以致大便不调,非溏即泻,尿若米泔,形羸肌瘦,发枯如穗,脉软而缓,舌质淡白。脾胃为后天之本,生化乏源。治当培元固气,扶土养胃。

炒党参三钱,炙黄芪二钱,炒白术钱半,白茯苓二钱,炙甘草七分,怀山药二钱,砂仁(后入)七分,陈皮钱半,仙半夏钱半,焦神曲(包)二钱。

案4 史幼,女,1岁半。

初诊(3月2日) 出生匝月,即以人工喂养,婴儿脏腑柔脆,运行无权,消化不良,呕吐泻利,易如反掌。半载以来,形体日趋消瘦,脾肾阴伤,肝失血养,木火上亢,烦躁易哭,两眼白膜遮睛,视物羞明,睑烂揉目,内热口渴,舌质光红,纹紫脉弦。肝疳重候,仿《金鉴》清热退翳汤加减。

银柴胡一钱,胡黄连一钱,谷精草二钱,木贼草二钱,大生地四钱,赤芍钱半,黑栀子钱半,甘菊花钱半,白蒺藜三钱,枸杞子三钱,蝉蜕一钱。

另猪肝一两烧汤煮粥,猪肝切末佐粥,常服为佳。鸡肝更可。

二诊(3月18日) 养营清肝,退翳明日,调理半个月以来,两眼白膜大退,视物羞明亦减,唯口渴尚甚,舌光红无苔。目为肝窍,精气未充,胃阴未复,还当柔肝养血,生津补虚。

西洋参(另煎,冲)一钱,大熟地四钱,川石斛二钱,大麦冬三钱,天花粉三钱,枸杞子三钱,白蒺藜三钱,木贼草三钱,青葙子三钱,赤芍钱半,白芍钱半,密蒙花钱半。

案5 王幼,男,3岁。

初诊(1月14日) 疳积已成,腹膨脐凸,形神消瘦,善食香甘之品,发穗无华,左胁下癖块如卵,大便稀薄,正气虽虚,胃气尚强,脉细弦。仿丁香脾积丸及四君子汤合方治之,此乃消补并施之意耳。

三棱钱半,莪术钱半,炒青皮钱半,公丁香四分,广木香一钱,莱菔子二钱,炮姜五分,陈皮钱半,党参三钱,茯苓二钱,白术二钱,炙甘草一钱。

案6 陈幼,4岁。

初诊(10月4日) 胃实脾虚,善纳腹胀,形如覆箕,大肉已脱,不时虚热往来,绵延日久,阴正两亏,舌红口渴,大便不调,脉弦细,已成疳积也。勿藐视之,当予消补并施,以观后效。

南沙参二钱,北沙参二钱,土炒野于术钱半,炒白芍钱半,银柴胡一钱,川厚朴八分,焦山楂二钱,怀山药二钱,川石斛二钱,净芡实二钱,广陈皮一钱,大腹皮三钱,炒枳壳钱半。

案7 曹幼,2岁。

初诊(9月3日) 乳哺不满2周,后天安得不亏,脾气虽虚,胃气尚实,嗜食甘味杂物,运化无权,以致泻痢无常,绵延日久,肉脱形胝,虚热不禁,项软而发枯如穗,腹膨且硬,青筋暴露。古人云"壮人无积,虚则有之",足征虚为积之本,积反为虚之标耳。诊得六脉细数无神,舌光无苔,脉症并参,已成疳积。姑予以补为本,以消为佐。

太子参二钱,使君子二钱,怀山药二钱,白茯苓二钱,大腹皮二钱,银柴胡八分,野于术钱半,炙鸡内金钱半,胡黄连钱半,炙甘草八分。

二诊(9月10日) 1周来虚热已弭,大便已调,昨今2日粪已成条,神情不若昔日之萎靡,腹膨稍松,肉脱形胝,当难一时恢复。书有形不足者补之以气,精不足者补之以味。药既应手,拟从原意,更加血肉有情之品,调和气血。

炒党参一钱,炙黄芪二钱,阿胶珠二钱,鹿角霜钱半,炒于术一钱,怀山药二钱,茯苓二钱,炙甘草八分,五谷虫钱半,炙鸡内金钱半。

每日嘱吃牛乳半磅,鸡鸭血佐餐。此证调理数月,肌肉丰盈,恢复如常。

(《奚伯初中医儿科医案》)

六、王烈案

案（气血不足）　周某，男，6岁。

初诊（1971年7月4日）　病史：患儿平素饮食不知节，习以零食、甜食为快，很少进蔬菜。近2年来厌食，从思少到纳少，如今每次仅半两左右饭，不加糖不吃。食后常有脘满、嗳气、有汗、活动乏力、大便不整，小便清长。经多方面检查无变化，普查认为锌低，服过多种药，以消化、进食、助长、开胃等均未见好转。查体：营养不良、形体瘦小、面色不华、口唇干淡。舌苔薄白、舌质淡。心、肺未见异常。腹软，脉沉无力。体重15 kg，身长105 cm，头围50 cm。智力发育适中。检验：尿、便常规正常。血红蛋白110 g/L。X线胸片未见异常。肝功能正常。诊为疳证。证属脾胃不足，气血双虚。治用益气养血，补脾益胃之法。处方：

太子参3 g，党参10 g，白术10 g，苍术7.5 g，山楂10 g，鸡内金3 g，神曲10 g，石斛10 g，当归3 g，香茶菜10 g。

水煎服。合用治疳散（当归、麦芽、胡黄连、人参、槟榔、芜荑），每次5 g，每日3次。

经治24日，患儿明显好转，有食欲，每次进食75 g，进蔬菜每次50 g。零食、饮料全免。体重增加150 g。继服上方4周，患儿饮食恢复正常，可食150 g饭，50 g左右菜。体重增至17 kg。

【按】本例治疗时间达2个月之久，基本效果恢复食欲，正常进食。更为重要的是饮食习惯已经养成，饮食有规律，节制甘甜及零食，纠正偏食。所用药物，与往医之治无何特奇，如讲奇，纠正饮食弊端，减少对脾胃和治疗用药等方面的干扰，即是治愈的基础。本例治疗协作成功。所以，调脾胃、益气血之剂治疗获效。（《婴童医案》）

七、段富津案

案1　患儿，女，6岁。因"厌食"就诊。

初诊（2010年8月28日）　现病史：患儿厌食、便秘、体瘦3年余。患儿平素精神欠佳，形体瘦小，腹大肢细，性急易怒，口臭溺黄，厌恶进食，时有腹胀腹痛，尤于受冷后腹痛加重。常手足心热，喜俯卧睡，喜饮奶食肉，大便干结如羊屎,3～4 日一行。舌尖红,苔中后部白腻,脉沉细数。既往史:无。辅助检查提示:肠系膜淋巴结肿大。诊断:疳证,疳积。处方:予中药自拟处方小儿温脾消积散(汤)。组方如下。

白胡椒 6 g,胡黄连 6 g,红藤 8 g,败酱草 8 g,甘草 6 g,鸡屎藤 15 g。

6 剂,水煎服,早中晚温服 80 mL。

医嘱:严格忌口一切奶制品、鸡蛋、肉类、冷饮、小食品 14 日,14 日后可缓缓增食肉蛋奶。

二诊(2010 年 9 月 2 日) 患儿服药 2 日后即大便通畅,主动索食,纳谷香。急躁易怒表现明显好转,未发腹痛,手温腹软。疳积转轻,嘱继续保持忌口至 14 日,同服健脾丸善后。

【按】 本例为疳证,疳积。治疗选用段富津自拟方小儿温脾消积散,药虽 6 味,然而力专效宏,效如桴鼓,是经典的治疗疳积虚实夹杂的方剂。患儿厌食、便秘,性急易怒,口臭溺黄,为胃肠积火典型表现;食滞伤脾,运化失司,气血生化无权,导致患儿精神欠佳,形体发育瘦小,同时邪结肠络,见慢性肠系膜淋巴结肿大;脾伤日久,虽然胃肠中有积火,然而正邪交争,阳气久耗,脾脏、肠腑阳气易亏,反而见畏寒喜温、遇冷腹痛的脾阳虚表现。食积有火、脾阳有亏、寒热错综是本病的基本病机。临床常可见到这种患者,治疗应通肠泻火,温脾消积。选用小儿温脾消积散,此方组方严谨,用药刚猛透彻,直击病所,胡黄连清虚热,除疳热,善治小儿疳积;鸡屎藤尤善消食化积,降胃肠浊气,虽较冷备,但实为治小儿积滞良药,两药共为君药;红藤、败酱草相须为用,清热解毒,消痈排脓,两药辛凉行滞,消积泻火,辅为臣药;白胡椒辛温,温中止痛,下气消痰,温助脾阳而不助火,虽为佐药,却是本方的点睛用药;甘草调和诸药,略补脾气,又且甘饴调味,为使药。六药同用,主次分明,章法严谨,共同发挥除疳泻火、温脾消积之功。本案治疗中特别需要指出的是,严格的清淡饮食,忌口一切奶制品、鸡蛋、肉类食品,是保证肠火清降、脾气缓复的必要保证,一般忌口 2 周为宜。段富津认为,疳证古今有别。当代小儿疳证之脾虚,不同于古代,已经极少有水谷失养所致,其来源多为过食甘腻、腑实日久、积火内蕴、耗气伤津。古代小儿病发疳证,多是因为古代生产力条件差等原因,导致患儿营养缺乏,不能满足生长发育的需求,而成"疳证"。正因如此,传统中医治疗小儿疳证多侧重补虚,如《小儿药证直诀·诸疳》所用安神丸、地黄丸、益黄散皆偏主补,后世常用资生健脾丸、肥儿丸、八珍汤等,调治思路亦多重用党参、白术、茯苓、甘草类补虚益气药。而当代儿童的生活环境不同于古代,丰富的肉类、奶制品,各种高能量食物随手可得。儿童生性喜食、贪食,正如《温病条辨》云:"小儿初能饮食,见食即爱,不择粗精,不知满足。"而大部分家长对儿童的每日三餐多精心准备,不论儿童在非餐时间是否吃过食物,也不论其是否饥饿,三餐必不可少。《温病条辨·解儿难》言:"疳者……生于土虚,土虚生于饮食不节,饮食不节,生于父母之爱子,唯恐其儿之饥渴也。"这无疑又加重了小儿的食积脾虚,作为伤脾助火的病因,肥甘滋腻长期反复,日久渐致"疳证",正所谓"甘为疳因"。为此,临证治疗时,段富津尤其强调患儿的忌口,适当的清肠泻火药配合严格的2周左右的忌口,杜绝摄入一切高能量食物,以求脾气缓缓得复,正是治病求本之法。

案2　患儿,男,5岁,因"厌食、体瘦"就诊。

初诊(2012年4月20日)　现病史:患儿主因食少纳呆便难、身体瘦小前来就诊,患儿婴儿期为混合喂养,自幼大便偏干,食凉受冷时易腹痛腹泻。现皮肤黧黑,头发稀疏,手足剥皮,舌淡红,苔白腻,脉沉细数。患儿平素体质较差,经常感冒,家长给予补锌、补钙、补充多种维生素等方法无显著效果,曾间断服用肥儿丸、健脾丸等中成药无明显改善。诊断:疳证,疳气。处方:予以中药处方六君子汤加减。组方如下。

清半夏5g,陈皮5g,党参5g,云苓5g,白术5g,牛蒡子10g,桔梗5g,甘草5g,莱菔子5g。

7剂,水煎服。医嘱:忌口奶制品、肉类、小食品、饮料等。

患儿服药后大便畅,饮食佳,坚持均衡饮食,1个月后再诊。诸症未发,体重增加。

【按】　此病为疳气。六君子汤亦是段富津临证常用方剂。小儿"脾常不足",乳食不知自节,若喂养不当,辅食添加失宜,乳食太过或不及,均可损伤脾胃,形成疳证。正如明代儿科大家万密斋所言:"疳皆因饮食不调,肥甘无节而然,或婴儿缺乳,稀饭太早,或二三岁后,谷肉菜果恣其欲,则脾已伤,因而太饱,停滞中焦,食久成积,积久成疳。"本证多为病之初起,脾虚健运失司则不思饮食,大便难,气机不畅则腹痛,脾虚失于濡养则皮肤黧黑,毛发稀疏,身体瘦小,舌淡红,苔白腻,脉沉细数,均为疳气之证。方选六君子汤加减以调和脾胃,益气助运,此方亦是段富津常用来治疗各类成人虚损类病症的良方。对儿童来讲,因人参性热,小儿心肝火常有余,故用较平和的党参替代。方中党参为君,甘温益气,健补脾胃,白术为臣,既助党参补益脾胃之气,更以其苦温之性,健脾燥湿,助脾运化。佐以补利兼优之茯苓,既可助白术健运脾气,又以其甘淡之性,渗利湿浊,使参、术补而不滞。此四药皆为甘温和缓之品,四药合用,重在健补脾胃之气,兼司运化之职,且渗利湿浊,共成益气健脾之功。加陈皮、清半夏可加强燥湿化痰和胃之功。莱菔子有消食除胀、降气化痰之功,大剂量牛蒡子可利肠健胃通便,配合桔梗调畅气机散结滞,配伍二子斡旋中气,宣降有度,调畅一身之气。服药后配合忌口以缓生脾气,疗效显著。段富津认为,小儿为稚阴稚阳之体,"脾常不足",加之后天喂养不当,损伤脾气,故在临床治疗疳气时,应以健运脾胃为主,可以六君子汤为主方。腹胀明显加枳实、木香以理气宽中;大便秘结、肠腑积滞,可选用化食消滞药,如焦三仙、鸡内金、莱菔子;恶心呕吐者可酌加竹茹降逆止呕;对兼见脾胃虚寒、腹痛腹泻者,切不可"见虚妄补",可在六君子汤的基础上选用白胡椒等温散寒痰之品,药性切用。历代名医中也多有善用六君子汤治疗小儿疳病及各类虚损病症者,如清初名医陈士铎常以六君子汤为基础方剂辨治小儿虚损类疾病,如平疳汤补胃土、息疳火治疗小儿疳证,生脾助胃汤治疗小儿脾虚吐泻等,均与段富津之意契合。

案3 患儿,男,6岁。因"厌食、腹泻"就诊。

初诊(2013年8月6日) 现病史:患儿长期厌食腹泻,常食后即便,大便溏稀,遇凉则脘腹疼痛腹泻不止,平素面色萎黄,身材矮小,发稀,舌淡苔白腻,脉沉细而滑。诊断:疳证,疳泻。予中药处方理中汤加味。组方如下。

党参6g,焦白术6g,干姜8g,炙甘草5g,炒麦芽10g,六神曲6g。

7剂,水煎服。

二诊(2013年8月13日) 患儿食欲好转,腹痛腹泻明显好转,仍略有便溏。

上方加莲肉10g、芡实10g。

7剂,痊愈。

【按】 本案患儿长期厌食不贪,形体消瘦,面色萎黄,大便溏泻,当属小儿疳证中疳泻范畴。古代医家对于疳泻有很多论述,《景岳全书》卷之四十一云:"疳泻者,毛焦唇白,额上青纹,肚胀肠鸣,泻下糟粕。"《冯氏锦囊秘录》:"中气不足,健运失常,泻痢久作,名为疳泻、疳痢。"《总微论》:"小儿疳泻,冷热不调……甘草节汤下。"段富津认为:本病当属中焦脾寒,或因素体脾胃虚弱,或因寒凉伤及脾胃,或因外寒直中。然脾胃虚寒,气血生化乏源,故见面色萎黄,形体消瘦,毛发稀疏;脾虚易夹湿,湿滞胃肠则便溏,舌质淡,苔白腻,脉沉细而滑,均为疳泻之证。治当温中祛寒,补气健脾,选用经典方理中汤加味,君药干姜,性辛热,温助脾阳,祛散寒邪,扶阳抑阴。臣以党参,补益脾气,两药相配,一温一补,温中有补,补中有温,温补并用,正合脾胃虚寒之病机。脾为湿土之脏,喜燥而恶湿,中阳不足,湿浊内生,故佐以辛燥之白术,燥湿浊,运脾气。干姜得白术,一温一燥,可使脾阳强,湿浊化。甘草为使药,不仅可以助白术补脾益气,助干姜温阳散寒,还可以缓急止痛,调和诸药。四药相配,温中阳,补脾虚,燥湿浊,调理中焦,强健脾胃。段富津认为:小儿脾胃虚弱,运化失常,加之饮食不知自节,更加重了脾胃负担,所以加用六神曲、炒麦芽以行气消食,健脾和胃。二诊,患儿脾气得复,食欲好转,脾寒减轻,故无腹痛症状,但仍有大便溏泻,故加用莲肉、芡实收涩止泻。莲肉味甘涩,归脾经,擅于治疗脾虚泄泻。《本草纲目》论述尤详:"莲之味甘,气温而性涩,禀清芳之气,得稼穑之味,乃脾之果也。土为元气之母,母气既和,津液相成,神乃自生,久视耐老,此其极奥也。"芡实味甘涩,性平,归脾、肾经,止泻同时补益脾肾,用于治疗久泻。《本草求真》云:"芡实如何补脾,以其味甘之故;芡实如何固肾,以其味涩之故。唯其味甘补脾,故能利湿,而泄泻腹痛可治;唯其味涩固肾,故能闭气,而使遗、带、小便不禁皆愈。"二药同用,止泻不留邪,平补脾肾不碍胃,是临床常用于治疗脾虚久泻的对药。〔代金珠,胡晓阳,唐仁康,等.国医大师段富津教授辨治小儿疳证验案赏析[J].中国医药导报,2021,18(11):152-155.〕

八、杨玉华案

案 黄某,男,6岁。

初诊(2013年8月14日) 主诉:长期消瘦。病史:患儿为早产儿,出生时1.5 kg,现体重20.5 kg,身高118 cm,平素食欲好,进食多,口干喜饮,容易躁动,大便正常,睡眠较少。舌尖红,苔薄,脉浮。中医诊断为疳证。辨证:

脾胃阴虚。治以和胃理脾,滋阴清火。处方:

石莲子10 g,石斛15 g,麦冬10 g,天花粉10 g,生麦芽30 g,陈皮10 g,法半夏6 g,炒枳壳10 g,竹茹10 g,白扁豆10 g,山药10 g,大黄炭10 g。

每日1剂,水煎2次,分2次服,共7剂。

服药后患儿口干较前明显好转,容易平静相处,嘱原方继服7剂,配合饮食调适和捏脊治疗。

【按】 患儿形体消瘦,容易躁动,口干喜饮属疳证疳气范畴,脾胃阴虚并现。脾主四肢肌肉,脾阴不足,运化无力,不能将水谷精微化为营卫二气布散全身,营气亏乏则四肢肌肉失养而增重缓慢;脾阴虚则火旺,表现为患儿烦躁多动,口干喜饮;胃阴虚,虚热扰动,消谷善饥,消食较快则进食多。脾胃同病,阴虚火旺为本患儿之证。治以理脾和胃,滋阴清火。

方中石斛、石莲子、生麦芽、白扁豆、山药甘淡平补脾阴。麦冬、天花粉滋胃阴清热。陈皮、半夏、竹茹、枳壳为温胆汤化裁,和胃清化痰热。胃以降为和,辅以大黄炭消食导滞,兼能清胃之虚热。全方共奏理脾和胃、滋阴清火之功。〔李欣,梁志齐.杨玉华用甘淡清补法治疗小儿疳证经验[J].现代中医临床,2018,25(5):16-17.〕

九、时毓民案

案(疳证案) 张某,女,3岁。

初诊(1997年10月22日) 纳呆1年,不思饮食,食多则呕。大便干结,口气臭秽,夜寐不宁,盗汗时作,形体消瘦,面色萎黄。查体:咽部、心肺均无异常,腹满无压痛,舌红,苔薄腻,脉细数。辨证属脾虚湿热,运化失司。治以清化湿热,助运开胃。处方:

藿香9 g,佩兰9 g,白术9 g,茯苓9 g,怀山药15 g,鸡内金4.5 g,陈皮4.5 g,火麻仁9 g,六神曲9 g,炒麦芽9 g,甘草3 g,炒薏苡仁15 g。

14剂。

二诊(1997年11月5日) 患儿舌苔转薄,大便转软,食欲有增。再予健脾益气开胃剂巩固疗效。处方:

炙黄芪9 g,党参6 g,白术9 g,茯苓12 g,怀山药15 g,白扁豆9 g,鸡内金6 g,生薏苡仁15 g,六神曲9 g,炒麦芽15 g,陈皮5 g,甘草3 g,大枣6枚。

并嘱忌零食。连服 4 周后,患儿纳食正常,面色转润,体重增加。

【按】疳证是小儿脾胃虚损、运化失常、吸收功能障碍,以致脏腑失养、气液干涸、形体羸瘦、影响生长发育的诸多病证的总称。病变在脾胃,钱乙有"疳皆脾胃病,亡津液之所作也"的论述。小儿疳证多由于先天不足、喂养不当及各种疾病引起脾胃受损、气液耗伤、脾失健运所致,脾胃失调是形成疳证的重要原因。这与小儿时期"脾常不足"的生理特点有关。由于饮食不节,壅聚中焦可成湿热积滞,损伤脾胃。临床常以健脾益气化湿法治疗小儿疳证,药用党参、黄芪、茯苓、炒薏苡仁、陈皮、炒麦芽、生山楂、大枣。面色萎黄贫血者加当归、何首乌或女贞子;便秘加枳实;泄泻加山药、扁豆;夜寐不宁加五味子。治疗疳证不宜攻伐,攻伐太过则伤脾,冷食所伤,温而消之;积滞化热,消而泻之;热者当泻,但忌过于苦寒,太过则败胃;虚者补之,然肠胃以通为顺,以运为补,故补之不宜过早,过早则碍滞,过补则壅中,妨碍脾胃之正常运化功能。此案系脾虚生湿,并招致外湿侵袭,内外湿共同致病。故治疗应以顾护脾胃为本,调脾和胃,运脾祛湿,以助受纳和运化。自拟方中藿香、佩兰芳化湿邪;炒薏苡仁、茯苓清热渗湿健脾,使湿邪从小便而走;白扁豆、白术、山药健脾祛湿;鸡内金、六神曲、炒麦芽消食;陈皮行气燥湿。全方健脾清热祛湿、行气消食,使脾运得健。再加火麻仁润肠通便。(《跟名医做临床·儿科难病》)

十、刁本恕案

案1 王某,男,3 岁 6 个月。

初诊(2017 年 3 月 6 日) 患者因 3 个月前无明显诱因出现连续 20 日排血样便,某医院做大便病原学检查轮状病毒阳性,大便隐血,血常规白细胞计数 $16×10^9/L$。予静脉滴注头孢治疗 1 周,症状不见好转。遂于外院检查:肠镜(4 个出血点),胃镜(4 个出血点),B 超(肠淋巴结肿大)。西医诊断为慢性过敏性胃炎、慢性过敏性肠炎。经西医治疗(用药不详)后,排便情况恢复正常。45 日后,因食用海鲜而突现休克症状,外院诊断急性过敏性哮喘、急性过敏性肠胃炎,当即下病危通知书,家长急请刁本恕诊治。刻下症:极度消瘦,皮肤干瘪起皱,大肉已脱,皮包骨头,貌似老人,目光呆滞,精神萎靡,面色苍白,啼哭无力,腹凹如舟,呼吸微弱,四肢厥冷,大便如水样,舌质淡,苔少,脉细欲绝。中医诊断为疳症(干疳),结合西医抢救的同时,急施中医外治法:① 灯火灸:天枢、水分、足三里。② 点刺:手太阴肺经(少商、鱼际、太渊)。③ 推拿:足太阴脾经(隐白到阴陵泉)和足阳明胃经(足三里到厉兑)。④ 香包:白豆蔻、香附等。⑤ 穴位贴敷:神阙(健脾)、命门(补肾)。嘱待症状缓解后用猪骨头1条,烧成骨炭,大米1两,炒成米炭,合焦山楂30 g,同熬内服。

二诊(2017年3月7日) 诸症缓解,但肺气虚弱,胃气虚弱。施附子理中汤方加减(红参、西洋参、炮姜等)熬水内服以温肾阳、补脾阳;耳针(肝、胆、脾、胃、心、肾);药膳:健脾开胃药(川明参30 g,北沙参30 g,怀山药30 g,莲子30 g,芡实30 g,扁豆30 g,薏苡仁30 g)炖鸭胗、猪瘦肉,只喝汤。

三诊(2017年3月14日) 诸多症状减轻,继以前法调理3个月后,见面色红润,目光有神,体重增加。但身材较同龄人矮小,继以内外合治,多元疗法调理脾胃,以求促进生长发育。现在患者已6岁,继续调养中。

【按】 案1患儿初诊情况危急,刁本恕强调,急则治其标,缓则治其本。小儿脏气清灵,随拨随应,对各种治疗反应灵敏,采用小儿推拿、耳穴压籽、药浴等绿色疗法能减缓孩子接受西医抗生素治疗后的副作用。本案患者因滥用抗生素等寒凉的西药使脾胃受伤导致阳脱危候,无法进食,故配合西医抢救的同时,谨守病机,根据经络脏腑辨证,用中医外治法加速疾病转归。面对重病顽症,危及病症不慌乱,正确辨证,充分应用各种治疗手段,调动小儿机体自身抗病康复功能,争取最佳治疗效果。炭药有吸附毒素、改善胃肠功能、抗炎等作用。骨头因其独特的骨松质、骨密质结构,烧炭后外层骨密质碳化较骨松质程度高,骨中大量骨小梁相互交织成海绵状,烧炭后空间接触面积增大,进一步增加了肠道有害物质的接触吸附能力。故情况缓解能进食时,便用猪骨头烧成炭、米炒成炭熬水内服,达到健脾、涩肠、止泻的功效。

案2 林某,女,9月龄,体重4 kg。

初诊(2011年6月10日) 家长哭诉:出生即3 kg,因反复感冒、喷射状呕吐(呕吐物如黄疸汁)、泄泻,长期在外院治疗,用各种抗生素和其他新药,近2个月呕吐不止,体重不增反降。做胃镜、肠镜、B超等检查均正常;微量元素检查示:缺钾;过敏原检查示:对牛奶过敏。喝防吐奶粉呕吐不减,靠肥儿粉支持,外院认为无法治疗,前往刁本恕处求中医治疗。刻下症:干瘦如柴,皮包于骨,面色萎黄,头大项细,腹大现青筋,小老头面容,食少干呕,大便稀薄,时有完谷不化,神情呆滞木然,指纹青紫淡过气关,舌淡苔薄白微腻,证属小儿重症疳症。此为过用西药抗生素等所致药源性疾病,脾胃被伤而致虚极,阴阳气血俱惫。刁本恕细思其证:该证急重,属中医儿科四大证之一。其法重在扶阳而不在扶阴补血。脾阳虚极,不纳阴柔补血滋润之品。阳生阴长,扶阳亦是扶阴。大辛火热峻补,反致阴盛格阳而不受;苦寒伐胃清肠,无热可清正气更伤;消积平胃,亦伤胃气;止吐止泻,保阴即能存阴,酸敛止泻,可化阴而存阳,不能急求,只能图缓。其治非一方即愈,宜中医多元疗法依次缓缓图之。

治法:① 疏导家长情志:《灵枢·师传》"告之以其败,语之以其善,导之以其所便,开之以其所苦",让其充分配合治疗。② 外治灸法缓扶其脾阳:灯火灸(天枢、水分、足三里、三阴交)。③ 穴位贴敷助其力而不伤胃:神阙(健脾)。④ 温阳益气方外用洗浴,以扶阳固卫,防其感外邪而感冒变证:黄芪30 g,白术 30 g,防风 30 g,排风藤 100 g,荠菜 100 g,加葱白 2 两,熬水外洗。⑤ 予食疗。白豆蔻、怀山药煮稀粥复胃气而止呕。⑥ 止泻灵方:生姜炭、谷炭、骨炭熬水作茶频饮,速止其泻而敛阴。⑦ 汤剂益气温阳汤:红参须 15 g,炮姜 6 g,茯苓 10 g,炒白术 6 g,砂仁 3 g,白豆蔻 10 g,陈皮 3 g,姜竹茹 6 g。

二诊 吐泻止,去止泻灵方,按前法。

三诊 食欲稍增,前法再进。

四诊 正气渐复,食欲大增,食疗方改用川明参健脾开胃汤:川明参30 g,北沙参 30 g,怀山药 30 g,莲子 30 g,芡实 30 g,扁豆 30 g,薏苡仁 30 g,鸭胗 2 个,猪瘦肉半斤,炖 2~3 小时,只喝汤。

五诊 1 个月后体重增加到 5 kg,皮肤渐光泽,额头皱纹消,小老头状消失,神气复,饮食正常,夜卧静安,活动自如,肌肤较前柔润,此正气渐复之征。以健脾和胃、益气养血之法治之。嘱家长忌溺爱,注意控制饮食。告知小儿病势趋愈,然不可大意,否则前功尽弃。

2 个月后复诊体重增至 7 kg,3 个月后增至 8 kg,半年后体重至 12 kg。嘱家长逢农历节气前来调理。追踪观察至今,饮食睡眠正常,活泼可爱,体质如常。

【按】患者因出生后半个月脾胃受纳腐熟功能弱,运化不及,导致呕吐。

正如"又有吐泻久病,或医妄下之,其虚益甚,津液燥损,亦能成疳。"刁本恕强调,补脾不如运脾,运脾不如醒脾,故施沙参、党参、扁豆、莲子、薏苡仁等甘淡之品与血肉有形之鸭胗、猪瘦肉文火慢炖。药力直达中焦脾胃,具有易于吸收、药力持久、补而不滞、温而不燥等优点,最为重要的是容易被患儿接受。同时,小儿脾胃虚弱,服药不易下咽,可佩戴中药健胃神奇药袋(白豆蔻、香附等)以芳香醒脾、开胃进食。〔张传美,黄映君.刁本恕中医多元疗法治疗小儿疳证重症经验[J].中医外治杂志,2020,29(3):79-80.〕

小儿疳证

参考文献

［1］马融.中医儿科学［M］.第4版.北京：中国中医药出版社,2016.

［2］朱锦善.儿科心鉴［M］.2版.北京：中国中医药出版社,2020.

［3］钱乙.小儿药证直诀［M］.南宁：广西科学技术出版社,2015.

［4］王怀隐.《太平圣惠方》校注［M］.郑州：河南科学技术出版社,2015.

［5］佚名.小儿卫生总微论方［M］.上海：上海科学技术出版社,1959.

［6］刘昉.幼幼新书［M］.北京：人民卫生出版社,1987.

［7］杨倓.杨氏家藏方［M］.陈仁寿,杨亚龙校注.上海：上海科学技术出版社,2014.

［8］演山省翁.中国古医籍整理丛书：活幼口议［M］.陈玉鹏,校注.北京：中国中医药出版社,2015.

［9］朱震亨.丹溪心法［M］.彭建中,点校.沈阳：辽宁科学技术出版社,1997.

［10］皇甫中,王肯堂.明医指掌［M］.北京：人民卫生出版社,1982.

［11］王肯堂.证治准绳［M］.吴唯,刘敏,侯亚芬校注.北京：中国中医药出版社,1997.

［12］虞抟.医学正传［M］.北京：人民卫生出版社,1965.

［13］楼英.医学纲目［M］.北京：中国中医药出版社,1996.

［14］彭勃.婴童百问［M］.上海：第二军医大学出版社：2005.

［15］龚廷贤.万病回春［M］.朱广仁点校.天津：天津科学技术出版社,1993.

［16］张秉成.成方便读［M］.杨威校注.北京：中国中医药出版社,2002.

［17］孙世发.中华医方·儿科篇［M］.北京：科学技术文献出版社,2015.

［18］储茂杨,毕克明.木赤散疗治小儿疳积［J］.江西中医药,1981(3)：封面.

［19］王德润,郭浩明.山扁术金汤治疗小儿脾胃虚弱证［J］.中医杂志,1983,24(4)：57.

［20］龚其恕.家传秘方"阳春白雪健脾糕"［J］.四川中医,1986(3)：25.

［21］孟仲法.健脾Ⅰ号单复煎剂治疗小儿脾虚纳呆［J］.上海中医药,1983(10)：18.

［22］葛子端.治疗小儿疳积验方［J］.河南中医,1984(3)：22.

［23］丰明德.疳积［J］.广西中医药,1985(2)：13.

［24］吴清润.八仙膏治疗小儿疳积［J］.河南中医,1985(4)：23.

［25］郭锦章,安翠兰,马新超,等.自拟"补血灵糖浆"治疗小儿营养性贫血［J］.河南中医,1987(3)：17.

［26］时毓民,蔡德培,傅美娣.益气健脾化湿法治疗小儿疳证及其微量元素变化［J］.中国中西医结合杂志,1987(4)：208.

［27］张奇文著.古今儿科临床应用效方［M］.济南：山东科学技术出版社,1992.

［28］王霞芳.董廷瑶教授从脾胃论治儿科病证［J］.中医儿科杂志,2008,4(2)：1-3.

［29］赵霞,赵谅,张晓华,等.中医儿科临床诊疗指南·疳证(修订)［J］.中医儿科杂志,2017,13(3)：1-4.

［30］贾永宪.针推并用治疗小儿疳证100例［J］.江苏中医,1997,18(12)：30.

［31］庞利霞.小儿疳积的针灸治疗及护理浅析［J］.光明中医,2017,3(32)：893.

［32］芜湖市中医医院针灸科.针灸治疗760例小儿疳症的疗效总结［J］.福建中医药,1965(1)：8-9.

［33］谭颖然,詹清文,曾俊强.点刺四缝穴与捏脊疗法治疗小儿疳证的疗效比较［J］.中国实用医药,2015,6(10)：268.

[34] 严静,胡晓芳,余美贞,等.割治疗法治疗小儿疳积36例[J].中国中医药信息杂志,2000,7(3):89.

[35] 张学芹.推拿治疗小儿疳积160例[J].中国民间疗法,2002,10(3):23-24.

[36] 蔡燕,彭楚湘.针灸治疗小儿疳积的临床研究进展[J].中国民族民间医药,2010,19(15):1-2.

[37] 杨奇云,虞舜.四缝穴在儿科疾病中的临床应用近况[J].山东中医药大学学报,2010,2(1):187-189.

[38] 张有花,石峰,成大权.消疳脐敷膏治疗小儿疳积58例[J].中国民间疗法,2002,10(7):26-27.

[39] 杨士瀛.仁斋小儿方论[M].王致谱校注.福州:福建科学技术出版社,1986.

[40] 曾世荣.活幼心书[M].北京:中国中医药出版社,2016.

[41] 安邦煜,张牧寒.明代万密斋儿科全书[M].北京:中医古籍出版社,1991.

[42] 单书健.重订古今名医临证金鉴:小儿腹泻疳疾厌食卷[M].北京:中国医药科技出版社,2017.

[43] 陈复正.幼幼集成[M].鲁兆麟,等点校.沈阳:辽宁科学技术出版社,1997.

[44] 沈金鳌.幼科释谜[M].北京:中国中医药出版社,2009.

[45] 郭谦亨.《温病条辨》评释[M].北京:中国中医药出版社,2015.

[46] 刘忠德,刘鹏举,薛凤奎.中医古籍临证必读丛书:儿科卷[M].长沙:湖南科学技术出版社,1995.

[47] 陆鸿元,徐蓉娟.徐小圃医案医论集[M].北京:中国中医药出版社,2010.

[48] 董廷瑶.幼科刍言[M].上海:上海科学技术出版社,2010.

[49] 上海中医药大学.近代中医流派经验选集[M].上海:上海科学技术出版社,2011.

[50] 郁晓维,孙轶秋.江育仁儿科经验集[M].上海:上海科学技术出版社,2004.

[51] 王烈.婴童卮话[M].北京:中国中医药出版社,2016.

[52] 李欣,梁志齐.杨玉华用甘淡清补法治疗小儿疳证经验[J].现代中医临床,2018,25(5):16-17.

[53] 王霞芳.跟名医做临床:儿科难病[M].北京:中国中医药出版社,2011.

[54] 朱大年.浅谈小儿疳证的辨证与治疗(续完)[J].辽宁中医杂志,1985(1):39-41.

[55] 李志武,马海龙.李乃庚教授治疗小儿疳证经验介绍[J].2018,24(17):129-130.

[56] 朱锦善.儿科临证50讲[M].北京:中国中医药出版社,1999.

[57] 徐荣谦.疳证辨证论治之我见[J].中国中西医结合儿科学,2009,1(1):10-12.

[58] 江瓘.名医类案[M].焦振廉,等注释.上海浦江教育出版社,2013.

[59] 薛铠.保婴撮要[M].北京:中国中医药出版社,2016.

[60] 孙一奎撰.新安医学孙文垣医案[M].许霞,张玉才校注.北京:中国中医药出版社,2009.

[61] 缪希雍.张印生等,校注.先醒斋医学广笔记[M].北京:中医古籍出版社,2000.

[62] 倪士奇.两都医案[M].北京:中国中医药出版社,2016.

[63] 王式钰.东皋草堂医案[M].北京:中国中医药出版社,2016.

[64] 叶天士.临证指南医案[M].华岫云编订.北京:华夏出版社,1995.

[65] 魏之琇.续名医类案[M].黄汉儒,等点校.北京:人民卫生出版社,1997.

[66] 程杏轩.杏轩医案并按[M].李济仁,胡剑北校.合肥:安徽科学技术出版社,1986.

[67] 吴瑭.吴鞠通医案[M].王绪点校.北京:人民卫生出版社,1985.

[68] 盛增秀,陈勇毅,竹剑平,等.医案聚要:下[M].北京:人民卫生出版社,2015.

[69] 柳宝诒.柳宝诒医案:6卷[M].张耀卿.北京:人民卫生出版社,1965.

[70] 王堉.醉花窗医案[M].太原:山西科学技术出版社,1985.

[71] 孔伯华.孔伯华医集[M].步玉如,等整理.北京:北京出版社,1988.

参考文献

［72］陆鸿元,徐蓉娟.徐小圃医案医论集［M］.北京：中国中医药出版社,2010.

［73］王文济.金山医学摘粹：章次公医案［M］.金山县卫生局编印,1988.

［74］董廷瑶.幼科刍言［M］.上海：上海科学技术出版社,2010.

［75］奚伯初,奚竹君,梅佳音.奚伯初中医儿科医案［M］.上海：上海科学技术出版社,2015.

［76］王烈著,孙丽平,王中天.国医大师王烈学术经验婴童系列丛书：婴童医案［M］.北京：中国中医药出版社,2017.

［77］代金珠,胡晓阳,唐仁康,等.国医大师段富津教授辨治小儿疳证验案赏析［J］.中国医药导报,2021,18(11)：152－155.

［78］李欣,梁志齐.杨玉华用甘淡清补法治疗小儿疳证经验［J］.现代中医临床,2018,25(5)：16－17.

［79］张传美,黄映君.刁本恕中医多元疗法治疗小儿疳证重症经验［J］.中医外治杂志,2020,29(3)：79－80.